M. Barral

L'Industrie et le monopole des tabacs

Essai

ISBN : 978-1984931443

10 9 8 7 6 5 4 3 2 1

M. Barral

L'Industrie
et le monopole
des tabacs

Essai

Table de Matières

INTRODUCTION

Chaque année, l'administration des tabacs publie un compte-rendu de ses opérations, et chaque année le chiffre toujours croissant de son bénéfice réel fait jeter des cris d'admiration à tous les journaux. On n'entend plus les plaintes que l'ignorance populaire ou les prétentions avides des spéculateurs élevaient autrefois contre un impôt que tout le monde est convenu de trouver juste et peu onéreux. Aussi nous ne venons rien ajouter à tout ce qui a été dit pour le justifier. Nous n'approuvons pas la consommation exagérée du tabac, et nous ne soutenons nullement la légitimité du système chargé de percevoir l'impôt qui pèse sur cette consommation ; mais nous croyons, comme Mirabeau, qu'il « n'y a pas d'impôt plus doux ni plus équitable... Il ne frappe pas une denrée de première nécessité, et il n'a pas, à la différence des autres impôts de consommation, l'inconvénient de peser sur le chef de famille qui a le plus d'enfants, c'est-à-dire en raison inverse de ses moyens. » Quant au monopole de la fabrication et de la vente du tabac, dont l'état s'est emparé afin de percevoir l'impôt admis en principe, nous ne saurions le considérer que comme une exception dont il faut éviter la généralisation. Nous ne pensons pas ; avec M. Dupin,[1] que « le régime à l'aide duquel l'impôt des tabacs est perçu n'est point contraire à la charte et aux principes de notre droit public ; la loi est chargée de régler les formes de tous les impôts ; elle a pu adopter celle qui restreint la culture et qui confère à l'état le privilège de la fabrication et de la vente du tabac. Un droit exercé sous le contrôle des pouvoirs publics, au nom de l'état, en vertu des lois, n'est pas un monopole dans le sens habituellement attaché à ce mot, et le législateur peut le maintenir, si l'intérêt général le commande. » Si de telles raisons étaient valables, il n'y aurait pas d'industrie que le gouvernement ne pût confisquer sous prétexte de l'intérêt général. Que de monopoles pourraient être concentrés entre les mains du pouvoir de par la loi, qui saurait bien encore leur ôter le nom de monopoles, car l'intérêt général le voudrait ainsi ! Il ne faut pas seulement considérer « les diverses questions que provoque la législation des tabacs et qui concernent la culture, la fabrication et la vente

---

1 Résolutions de la commission d'enquête de la chambre des députés, 1837.

dans leurs rapports avec les intérêts du trésor, de l'agriculture et du commerce ; » il faut aussi, en s'occupant quelque peu des intérêts des consommateurs, examiner si une raison majeure, dominant toutes les questions qui regardent les industries ordinaires, permet de créer une exception contre l'industrie du tabac Cette raison est, selon nous, celle de la salubrité générale. L'usage du tabac n'est pas absolument nécessaire ; le tabac n'est pas une substance dont il soit impossible de se passer, et il n'apporte pas dans la société un bien-être qui le rende digne de toute la sollicitude gouvernementale. L'usage du tabac est un vice contre lequel devait s'élever la loi, afin d'en empêcher la contagion. C'est sous ce point de vue particulier que nous approuvons le monopole du tabac, et nous ne partageons nullement l'indignation, d'un membre du conseil des cinq-cents, qui s'écriait : « Il serait dégradant pour le gouvernement de se faire fabricant de tabac, et il serait odieux qu'il le devînt en obligeant les particuliers à cesser de l'être. » Mais nous ne voudrions pas que le gouvernement, devenu fabricant, cherchât à augmenter par tous les moyens possibles la consommation d'une substance nuisible, et se chargeât en quelque sorte de répandre dans le peuple une habitude vicieuse, sous prétexte d'augmenter incessamment une branche des revenus de l'état. La guerre que l'Angleterre a faite à la Chine pour la forcer à se laisser empoisonner par l'opium avait sans aucun doute un motif fâcheux, quoiqu'il soit très désirable que l'on pénètre enfin les arcanes du céleste empire, et que ce résultat puisse ainsi faire pardonner le principe. Eh bien ! le gouvernement nous vend, non pas de l'opium, mais un autre poison dont l'abus peut conduire à l'opium. En se soumettant à toutes les exigences des consommateurs, comme fait un fabricant qui a pour principal but l'écoulement rapide de ses produits, le gouvernement est entraîné dans une fausse voie. Il est dominé par un usage déplorable qui s'introduit dans la société avec son approbation et à l'abri du timbre royal. Nous ne blâmons donc que la tendance bien prononcée de l'administration à répandre l'usage du tabac. Nous croyons qu'en se substituant à l'industrie particulière, le gouvernement devait élever une digue contre l'envahissement d'une détestable habitude, et nous ne voyons pas avec la joie des financiers ministériels l'impôt des tabacs s'accroître, la consommation individuelle augmenter et tendre vers cette limite d'un kilogramme et demi par tête, qu'on croit pouvoir lui assigner.

Mais nous n'entendons nullement blâmer l'organisation de l'administration des tabacs, en tant qu'industrie destinée à rapporter le revenu le plus considérable qu'il soit possible de produire. Nous lui rendons au contraire cette justice, qu'elle a merveilleusement atteint le but qui lui a été assigné. Ainsi cette administration a porté un revenu, qui n'était que de 30 millions sous l'empire, à la somme énorme de 75 millions, somme qui s'est augmentée de 26 millions depuis 1830, et qui s'accroît chaque année encore de plusieurs millions. Il n'est pas sans intérêt d'examiner par quels moyens ce résultat a été obtenu, et nous nous proposons ici de faire connaître les rouages de cette administration laborieuse et modeste, de montrer combien est puissante à produire les meilleurs résultats l'organisation intelligente de tout travail. Nous ne savons si on voudra bien nous suivre dans tous les détails que nous serons forcés de donner tant sur la culture que sur la fabrication et la vente du tabac, détails quelquefois arides, mais qui éveilleront peut-être la curiosité. Nous les avons puisés dans les documents officiels fournis aux chambres par l'administration, et dans l'enquête faite sur le tabac de 1835 à 1837 par la chambre des députés.

Ce fait singulier, qu'une industrie tout-à-fait spéciale, destinée à satisfaire un besoin mensonger, fait entrer dans les coffres de l'état le vingtième des recettes annuelles, tous frais payés, ne provient pas seulement de ce qu'un impôt considérable pèse sur le tabac. Sans la puissante constitution que la régie a reçue lors de son organisation primitive, sans la centralisation qui fait concorder les moindres décisions et les mesures les plus secondaires avec le but essentiel de son existence, la régie n'aurait certes pas doublé ses bénéfices réels dans l'espace de vingt-cinq ans. Pendant les quinze années d'essais infructueux, de tentatives timides et vaines, qui précédèrent l'établissement du monopole, l'impôt du tabac n'avait pu produire plus de 12 millions, et l'état stationnaire du revenu attestait l'impuissance du régime chargé de le percevoir. C'est à des causes particulières, tout-à-fait spéciales, que cette Industrie doit sa situation prospère ; ce sont ces causes que nous voulons faire connaître, dans l'espoir que les autres industries pourront en retirer des enseignements profitables, dans la conviction que le gouvernement pourrait protéger toutes les industries comme il soutient et protège cette industrie spéciale, dont il s'est emparé. C'est donc la statistique du tabac que nous allons faire. On s'est souvent servi de la statistique pour entreprendre contre les lois sociales une guerre injuste, pour essayer de démontrer les paradoxes les plus étranges au moyen de chiffres équivoques assemblés et groupés avec un art trompeur ; mais lorsque les chiffres sont exacts, lorsqu'on les présente sans fausser les circonstances qui les ont produits, ils sont irréfragables et entraînent toujours la conviction, quelle que soit la prévention qu'ils excitent dans les esprits sceptiques à qui on vient parler de progrès social, de réformes, d'abus à empêcher, d'améliorations à introduire. Comme toutes les sciences qui permettent aux passions de pénétrer dans les discussions, d'y prendre la place des arguments, de troubler les équations, d'empêcher l'élimination de l'inconnue, la statistique a fait un étalage pompeux de vérités contestables, de principes douteux, de conclusions spécieuses. Elle a rendu les chiffres complaisants, comme la philosophie a souvent rendu la logique facile et peu sévère. Cependant, si tels sont ses écarts, tel n'est pas toujours son rôle. Elle peut sans contredit aider puissamment l'économie politique dans la recherche du problème si difficile, si épineux, de la balance à établir entre les recettes et les dépenses de toute industrie, du maintien des droits de l'ouvrier et du maître, le problème de la liberté du travail concilié avec la continuité et la suffisance du salaire.

Tout le monde est d'accord sur ce point, que l'esprit de conduite et la prévoyance manquent surtout à l'industrie, qu'une discipline reposant sur l'idée du devoir devrait régler les relations des maîtres et des ouvriers, que des habitudes d'ordre devraient régner parmi les derniers, et des habitudes de prévoyance parmi les premiers. Point de spéculations effrénées, point de bénéfices extraordinaires et spoliateurs, point de concurrences ruineuses parmi les grands industriels ; point de prétentions exorbitantes et point de ligues illicites parmi les ouvriers. Éviter les hostilités constantes du maître et de l'ouvrier, du producteur et du consommateur, établir une balance équitable entre les droits proportionnels de tous, tel est donc le problème qu'il faudrait résoudre.

Les corporations d'autrefois, les jurandes, les maîtrises, régularisaient jadis le travail, aujourd'hui complètement anarchique, et résolvaient une portion du problème ; mais toutes ces institutions, établies plutôt en faveur du maître que de l'ouvrier, protégeaient seulement le riche contre le pauvre, et mentaient à leur véritable destination. L'ouvrier était à la discrétion du maître, et, associé forcément au travail, il n'était même pas libre de discuter les conditions du marché. Aussi une telle organisation des classes laborieuses a dû s'écrouler, lorsque, après mille ans de patience, la France secoua le joug et démolit l'ancien édifice social. Malheureusement sur les ruines on n'a rien élevé, et l'anarchie qui règne parmi les classes laborieuses appelle une solution qu'on ne pourra reculer longtemps sans péril. C'est en vain qu'on attendra que le besoin éclaire la population industrielle, que l'expérience de ses misères lui apprenne ses véritables intérêts et lui donne l'esprit de conduite qui la sauverait ; c'est en vain qu'on laissera aux fabricants isolés le soin de rechercher quelles spéculations ils doivent entreprendre, et quelle direction ils doivent donner à leurs entreprises. Les salaires ne seront jamais en rapport avec les besoins de l'ouvrier, car la production, devenue excessive de la part des fabricants, engendrera l'encombrement des marchandises, qui ne s'écouleront plus qu'à des prix désavantageux et pour le fabricant dont les bénéfices s'atténueront indéfiniment, et pour l'ouvrier dont le salaire diminuera dans les mêmes proportions. Il y aura ensuite, il y a déjà, interruption dans le travail, discontinuité dans le salaire, devenu insuffisant. C'est ainsi qu'on arrivera à une crise terrible, éminemment dangereuse, si on ne l'écarte par une prévoyance bien entendue, par une protection suffisante des intérêts de tous. Cette protection ne peut venir que du gouvernement.

Mais ce n'est pas en faisant dans nos habitudes, dans nos relations commerciales, une révolution qui compromettrait à la fois le gouvernement et la classe industrielle, ce n'est pas non plus en construisant un échafaudage plus ou moins solide de lois préventives, de mesures fiscales, de douanes, de prohibitions de toutes sortes, qu'on obtiendra la solution cherchée. Il faudrait, avec les éléments actuels, en profitant de toutes les ressources qui sont entre les mains du pouvoir, il faudrait reconstituer la sagesse, la prévoyance, le génie des fabricants, les aider dans leurs spéculations, les leur rendre faciles et fructueuses, mais aussi les surveiller et les arrêter quand ils se trouvent sur la pente qui mène à la ruine ; il faudrait donner aux ouvriers des garanties d'un travail certain et d'un salaire convenable. Il faudrait, en un mot, empêcher la guerre continuelle que font ceux qui ont à ceux qui n'ont pas, que fait le riche fabricant à toute la société pour amasser une richesse plus grande. Si on empêchait la compression du pauvre par le riche, on pourrait éviter par cela seul cette guerre plus rare, mais plus terrible au jour de bataille, la guerre de ceux qui n'ont pas contre ceux qui ont, guerre de vengeance sanglante qui, de coalition et d'émeute, devient souvent révolution.

Où sont donc les moyens de produire de tels résultats sans rien renverser, et sans élever de nouvelles institutions, que l'on redouterait sans doute ? Ils sont entre les mains du gouvernement, à qui nous ne demandons qu'un soin plus paternel des intérêts de tous. Que si nous développions en ce moment la solution que nous proposons du problème difficile que nous avons énoncé, On crierait : Utopie ! et la sentence de condamnation serait irrévocable. Mais Si nous montrons que, dans une industrie spéciale, cette utopie (accordons le mot), cette utopie est réalisée par le gouvernement, si nous montrons que l'administration des tabacs ne progresse qu'en vertu des moyens que nous voulons signaler, nous aurons repoussé cette sentence de mort, cette condamnation dont on a souvent flétri de généreux efforts.

II - VICISSITUDES DE L'IMPÔT DU TABAC EN FRANCE

On sait que le tabac et l'usage qu'on en fait ont été transportés du Nouveau-Monde dans l'ancien par les conquérants de l'Amérique. A peine ont-ils mis le pied sur le Nouveau Monde, une habitude de fumer le tabac, répandue universellement parmi les indigènes, frappe les hardis visiteurs. Lorsque Christophe Colomb aborda l'île qu'il nomma San-Salvador, il chargea deux hommes de son équipage d'explorer le pays. « Ceux-ci trouvèrent en chemin, dit-il dans son journal,[1] un grand nombre de naturels, tant hommes que femmes, qui tenaient en main un tison composé d'herbes dont ils

---

1 « Hallaron los dos christianos por el camino mucha gente que atravesaban a sus pueblos, mugeres y hombres con un tizon en la mano, yerbas para tomar sus sahumérios que acostumbraban. »

aspiraient le parfum, selon leur coutume. » L'évêque Barthélemy de Las-Cases nous apprend, dans son *Histoire générale des Indes*, que le tison signalé par Colomb « est une espèce de mousqueton bourré d'une feuille sèche que les Indiens allument par un bout, tandis qu'ils hument par l'autre extrémité, en aspirant entièrement la fumée avec leur haleine. » Il nous dit que ces Indiens appellent ces mousquetons des *tabacos*, et c'est encore le nom que les habitants de la Havane donnent aux cigares.

Ce ne fut qu'en 1518 que Cortés envoya des graines de cette plante à Charles-Quint. Quarante ans après, le président Nicot, ambassadeur de France en Portugal vers 1560, ayant cultivé du tabac dans son jardin, et lui ayant reconnu de nombreuses propriétés, en présenta à la reine Catherine de Médicis. Catherine de Médicis en devint enthousiaste, le mit en vogue, et la mode s'en empara avec fureur. On supposait cette plante douée de toutes sortes de propriétés. Elle guérissait de tous les maux, de la migraine, des fluxions, de toutes les plaies, des morsures de chiens enragés, de la goutte, et que sais-je encore ? On disait que les cannibales s'en servaient contre le poison dont étaient frottées leurs flèches, et que, s'en allant à la guerre, ils portaient dans un pied de cerf du poison, dans un autre du jus de l'herbe verte du tabac ou des feuilles sèches. Dès qu'ils en avaient appliqué sur une plaie, quelque grave que fût la blessure, ils étaient hors de danger. Aussi toutes sortes de noms lui sont donnés par la reconnaissance populaire : c'est l'herbe à l'ambassadeur, ou nicotiane, l'herbe à la reine, l'herbe médicée, l'herbe sainte à cause de ses grandes vertus, l'herbe de Sainte-Croix, l'herbe de Tournadon, parce que le cardinal Sainte-Croix et le nonce Tournadon en avaient fortement recommandé l'usage. Mais de tous les noms qui furent donnés à cette plante, soit en Europe, soit en Amérique, dony chaque contrée l'appela d'un nom particulier, comme *pyclelt, petun., yalt, yoli, perebunnuc*, etc., il ne lui est resté que le nom de *tabaco* ou tabac, que portait l'île de Tabasco, où Cortès livra sa première bataille contre les Indiens, et où il trouva cette plante employée à une foule d'usages domestiques. Ou prétend même que c'est de cette île qu'elle provenait originairement, avant de s'être répandue dans les autres contrées d'Amérique. Les naturalistes seuls lui ont conservé le nom reconnaissant de *nicotiane*.

Le tabac appartient à la famille des solanées, qui renferme tant de plantes vénéneuses. On compte un grand nombre d'espèces différentes de nicotianes, qui se distinguent les unes des autres par la forme et la grandeur de leurs feuilles, mais qui jouissent toutes des mêmes propriétés. La plante est annuelle et se compose d'une tige rameuse et cylindrique, haute de plus d'un mètre, ornée de feuilles très grandes, et présentant aux extrémités des rameaux de grandes fleurs roses, vertes ou bleuâtres, selon les, espèces. Le fruit est une capsule ovoïde, pointue, renfermant un très grand nombre de graines très petites, irrégulièrement arrondies.

Toutes les parties de la plante et surtout les feuilles présentent une odeur qui est loin d'être agréable, et qui ne le devient, pour les personnes accoutumées à l'usage du tabac, qu'après, la fermentation que subissent les feuilles dans la fabrication. Cette odeur irritante a sans doute indiqué l'emploi de la plante qui fut d'abord essayée comme remède universel contre tous les maux. Aujourd'hui il n'y a guère que la médecine vétérinaire qui s'en serve pour en composer une pommade contre les insectes qui attaquent la peau des animaux, ou pour en faire quelques lavements irritants. Les maquignons de certaines parties de la France en administrent quelques grammes en suspension dans l'alcool aux chevaux vicieux dont ils veulent se défaire, et les plongent ainsi dans un état de somnolence qui masque momentanément leurs défauts. Cette plante renferme, en effet, plusieurs principes très actifs que la chimie a essayé de séparer. Malgré de nombreux travaux que des chimistes de toutes les nations ont entrepris, ces principes sont loin d'être tous connus ; le plus remarquable est la nicotine, que signala d'abord Vauquelin, mais dont la composition n'a été trouvée que depuis peu de temps. C'est un poison puissant qui tue avec une rapidité effrayante lorsqu'il est administré à très petite dose, mais très concentré, à un animal à jeun. Comme il n'entre qu'en très petite proportion dans le tabac, l'effet de ce poison est considérablement atténué dans les usages ordinaires de la plante ; il n'agit plus que comme un narcotique peu redoutable, lorsque par l'habitude on s'est prémuni contre son influence. Quant aux autres principes, ils ne sont guère connus que de nom, mais l'importance de la plante doit faire présumer qu'on ne restera pas longtemps dans la même ignorance, et que l'analyse chimique expliquera tous les effets toxiques et thérapeutiques du tabac.

Il parait étrange, au premier abord, que l'on soit si peu, fixé sur les modifications que le tabac introduit dans les fonctions animales ; mais quand on réfléchit que les résultats de son action dépendent des dispositions constitutionnelles et des conditions hygiéniques des personnes qui en font usage, et des diverses doses auxquels on l'emploie, on ne s'étonne plus des variations innombrables que présentent les faits observés souvent sans beaucoup de soin et des difficultés qu'on rencontre à les coordonner. Quand on administre le tabac comme médicament, il engourdit par sa vertu narcotique les fonctions vitales ; comme poison, il anéantit ces fonctions après les avoir violemment excitées. Nous ne dirons pas toutes les guérisons extraordinaires qui lui ont été attribuées, ni tous les accidents qu'il a pu causer. Tantôt c'est le tétanos, tantôt la paralysie, et bien d'autres maux horribles qu'il guérit merveilleusement ; dans un rapport récent du directeur de l'administration des tabacs, on lui attribue la guérison de quelques cas de phthisie. Longtemps on s'est servi de lavements de fumée de tabac dans le cas d'asphyxie par immersion, pour rappeler à la vie des noyés dont les intestins avaient perdu presque toute leur impressionnabilité ; celle-ci, se réveillait sous l'influence d'une irritation dangereuse dans la plénitude de la vie, mais utile dans l'état d'engourdissement qui précède la mort. On prétend que l'usage de la fumée de tabac peut préserver de la peste, mais tant de fumeurs ont succombé à ce fléau, qu'il est bien permis de douter de l'efficacité du remède ; cependant on s'en sert dans toutes les salles de dissection comme principe préservateur, excuse que les jeunes gens sont heureux de faire valoir afin de satisfaire librement un goût qui pour eux est devenu un besoin.

Quant aux cas d'empoisonnement par le tabac, ils ne sont pas moins considérables que ceux de guérison ; ils ont seulement le malheureux avantage d'être bien prouvés, tandis que les derniers sont si peu démontrés, qu'on a renoncé à se servir du tabac comme médicament. Santeuil mourut, comme on sait, pour avoir bu un verre de vin dans lequel on avait mis du tabac d'Espagne. En 1839, une jeune femme mourut, après une horrible agonie, pour avoir pris un lavement de tabac ; en 1832, un homme fut, pour la même cause, saisi des douleurs les plus violentes, et, sans des secours bien dirigés, il eût sans doute été victime de son imprudence. Appliqué extérieurement, le tabac est d'un usage moins dangereux, quoiqu'on rapporte plusieurs cas d'affections cutanées où son emploi comme liniment causa la mort. Quant aux accidents attribués à l'action d'une atmosphère chargée des émanations de tabac, et que rapportent Ramazini, Fourcroy, Cadet Gassicourt et d'autres savants, il est probable qu'ils sont supposés, car les ouvriers des manufactures de tabac ne contractent aucune maladie particulière à leur travail, et, s'il faut en croire quelques rapports de médecins attachés aux manufactures royales, ils paraissent même se trouver très bien de l'influence de ces émanations.

Il faut conclure de là que l'emploi médical du tabac n'est dangereux que dans des mains inhabiles, que les accidents déplorables qu'il a causés proviennent uniquement de l'ignorance de ses propriétés, et il est certain qu'appliqué convenablement il pourrait rendre des services efficaces. Mais comme c'est une substance qui se trouve entre les mains de tout le monde, et qu'elle peut devenir très dangereuse, il faut en limiter considérablement les applications médicales, que les malades pourraient trop facilement exagérer.

Cherchons maintenant à apprécier l'influence physiologique et morale que le tabac exerce dans les usages ordinaires. On sait qu'on prend du tabar en fumée par la bouche, en poudre par le nez, en feuilles par la bouche. C'est sans doute comme moyen d'assainissement, et pour éloigner les insectes innombrables qui affligent les pays peu habités, que les sauvages du Nouveau- Monde imaginèrent de bourrer des feuilles sèches de tabac dans des roseaux et d'en aspirer ensuite la fumée pour la répandre autour deux. C'est du moins une explication très plausible d'un tel usage, puisque les Lapons, par exemple, brûlent autour de leurs cases des espèces d'agarics dont la fumée écarte les insectes. Après la pipe de roseau est venue la pipe d'argile, à laquelle ont succédé toutes les pipes que les progrès de l'industrie et du luxe ont imaginées, et dont la confection occupe en France plus de six mille ouvriers.

Si l'on explique facilement l'usage de la pipe parmi les sauvages de l'Amérique, il n'en est pas de même en Europe, car l'habitude de fumer ne s'acquiert généralement qu'au prix d'un noviciat peu encourageant. La première fois qu'on fume, on est saisi de symptômes d'empoisonnement, vertiges, maux de tête, envies de vomir, vomissements, anéantissement complet de la sensibilité.

Ces symptômes disparaissent peu à peu, lorsqu'on a le courage de recommencer à fumer, pour n'avoir pas la honte de céder à une difficulté, et pour obéir à la mode. On sait que Napoléon tenta une fois de fumer dans une pipe dont lui avait fait présent l'ambassadeur persan ou turc, et que, bientôt rebuté, il ne trouva l'habitude de fumer que propre à désennuyer les fainéants. Dans tous les cas, une fois qu'on a vaincu la première répugnance (et l'invention des cigarettes est destinée à rendre cette victoire si facile, que les femmes se hasardent à fumer), l'habitude prend une force telle qu'on voit rarement un fumeur y renoncer. Elle procure une extase des sens, un enivrement auquel on se livre avec plaisir, et qui fait passer le temps dans l'oubli des ennuis qui assiègent tout homme, souvent dans l'oubli du devoir. Nous ne croyons pas aux empoisonnements immédiats par la fumée du tabac, et nous n'avons pas assez d'observations connues pour savoir si la santé des fumeurs est altérée par cet usage, et si la vie moyenne en est diminuée. Néanmoins le tabac est bien réellement un poison ; il ne peut produire que du mal, mal auquel résistent les constitutions robustes des hommes mûrs, mais qui doit avoir une action réelle sur l'enfance. Une organisation faible qui n'a pas encore assez de vigueur pour lutter contre l'influence détériorante d'une substance délétère ne saurait se développer convenablement, et prendre la force dont elle a encore besoin en s'usant au contact d'un poison. D'autre part, cet usage, n'étant pas naturel, détourne les besoins de leur voie directe, et, comme un besoin satisfait en appelle un autre, l'habitude de la pipe chez les enfants peut engendrer en eux une habitude plus malfaisante, lorsqu'ils seront devenus hommes. Déjà, pour les fumeurs déterminés, il n'est pas de tabac assez fort ; qui sait donc si l'usage de l'opium ne viendra pas succéder à celui du tabac ? L'exemple des Orientaux ne sera-t-il pas un jour aussi contagieux que l'a été celui des Américains ? Puisqu'à l'ivresse procurée par les liqueurs fortes, on a joint l'ivresse que donne la fumée de tabac, pourquoi en si bon chemin ne cherchera-t-on pas à se plonger dans l'ivresse de l'opium ? Dans tous les cas, si l'usage de la fumée de tabac, absorbée par la pipe ou par le cigare, ne nuit pas immédiatement et toujours à la santé du corps, il nuit certainement à celle de l'intelligence, dont il endort les forces. Les peuples de l'Orient, autrefois si puissants, aujourd'hui mortellement engourdis, doivent peut-être une partie de leur dégradation à ce vice, que l'on met tant en honneur parmi nous. Le tabac facilite le penchant qu'ont tous les hommes à ne rien faire, en détruisant l'idée du remord, que l'inaction complète ne manque jamais de faire naître. Il dissout les réunions de la famille, d'où les hommes s'échappent pour aller fumer. Voyez les tavernes où l'Allemand, le Flamand, l'Anglais, le Hollandais, vivent sans causer, sans penser, heureux d'être plongés dans une fumée épaisse, qui semble, avec la bière, leur procurer plus de jouissances que ne feraient les épanchements du coin du feu.

L'usage du tabac en poudre ne remonte pas moins haut que celui du tabac à fumer. On prise soit pour le seul plaisir d'aspirer une matière odorante ; soit aussi pour se procurer une excitation directe et souvent renouvelée. C'est un plaisir facile à se procurer, qui ne demande aucune préparation, qui n'exige aucune perte de temps, et qui ne peut d'ailleurs causer sur l'économie animale une action aussi détériorante que ferait la fumée de tabac. Cet usage, autrefois tout-à-fait général, pour ainsi dire aristocratique, car les cadeaux de tabatières étaient des présents royaux, ne s'étend guère aujourd'hui comparativement à celui du tabac à fumer. Il semble qu'il ait atteint sa limite.

Si les personnes qui font usage du tabac à mâcher mâchaient réellement le tabac, et avalaient la dissolution résultante, ce serait de tous les usages du tabac le plus pernicieux ; mais la chique ne fait que séjourner entre les parois internes des joues et la face externe des dents inférieures, et elle n'a d'action que par l'effet de son séjour dans la bouche, ou par une succion très faible. C'est une habitude réservée aux marins, parce que l'usage de la pipe leur offre trop de difficultés en pleine mer, et que d'ailleurs on ne peut, avec une pipe paraître sur le gaillard d'arrière, ou pénétrer dans l'intérieur du vaisseau. Elle est prise aussi par les hommes du peuple, parce qu'elle est moins chère que celle de la pipe. Du reste, elle n'est pas moins persistante que les deux autres habitudes, et on ne renonce à aucun des usages du tabac une fois qu'on s'y est adonné avec quelque passion.

La plupart des gouvernements européens ne tardèrent pas à mettre un impôt sur ce nouveau genre de consommation ; dont le succès promit, dès son apparition, un revenu considérable ; mais le gouvernement français comprit le premier quel parti le trésor pouvait en tirer. C'est Richelieu qui, en 1621, fait tarifer à 40 sous le cent pesant la consommation du tabac. La levée de cet impôt resta placée dans les attributions de la ferme-générale jusqu'en 1697. À cette époque, la ferme du tabac fut distraite de la ferme-générale et louée à un particulier moyennant 150,000 livres, et une somme annuelle de 100,000 livres qui devait être payée à la ferme-générale pour abonnement des droits d'entrée, de sortie et de circulation. Le prix du bail s'éleva jusqu'à 4 millions en 1718 ; le bail fut repris alors par la ferme-générale, qui paya pour cette exploitation particulière un loyer toujours croissant, et qui fut porté à 32 millions en 1790. À cette époque, le prix du tabac était à peu près le même qu'aujourd'hui, c'est-à-dire que la ferme le vendait 3 livres 6 sous, et le débitant 4 livres tournois la livre ; totale de tabac s'élevait à sept millions de kilogrammes, et la ferme faisait un bénéfice réel d'environ 6 millions de francs.

Sous le régime de la ferme, la culture était prohibée ; sept manufactures, situées à Paris, Dieppe, Morlaix, Tonneins, Cette, le Havre, Toulouse et Valenciennes, fournissaient à tous les besoins de la France. Trois provinces cependant, la Franche-Comté, la Flandre et l'Alsace ; avaient le privilège de la liberté de culture, de la fabrication et de la vente ; mais elles supportaient des impôts très lourds, dont le recouvrement se faisait au moyen des formalités les plus gênantes. Du reste, c'était aussi par des lois d'une rigueur extrême que la ferme défendait ses droits dans toute la France ; on ne se contentait pas de punir la fraude par l'amende et les galères ; des tribunaux spéciaux appliquaient même la mort aux coupables du crime odieux d'avoir soustrait à l'impôt quelques livres de tabac.

On pense bien que l'assemblée nationale ne laissa pas debout un régime aussi contraire aux idées libérales. Malgré l'opposition de l'abbé Maury, de Cazalès, de Barnave, de Mirabeau, elle décréta, le 24 février 1791, « qu'il serait libre à toute personne de cultiver, fabriquer et débiter du tabac dans le royaume ; que l'importation du tabac étranger fabriqué continuerait à être prohibée, et que le tabac étranger en feuilles pourrait être importé moyennant une taxe de 25 livres par quintal, réduite aux 3/4 pour les navires français qui importeraient directement du tabac d'Amérique. »

C'était donc un simple droit de douane que l'on substituait au régime antérieur ; aussi le revenu que le trésor retirait du tabac se réduisit presque à rien. C'est en vain que l'on diminua d'abord les droits d'entrée (décret du 5 septembre 1792) pour les rétablir ensuite en l'an V ; c'est en vain que l'on décréta en l'an VI que les droits sur les tabacs venant de l'étranger seraient augmentés de manière à donner un produit de 10 millions : ce n'était pas assez de décréter un revenu en principe ; il fallait déterminer les moyens par lesquels on parviendrait à le percevoir, et d'ailleurs les besoins de l'état, toujours croissants, sollicitaient une prompte réforme dans l'administration chargée de la levée des impôts. Le 22 brumaire an VII, on décréta un droit d'entrée de 30 francs par quintal sur les feuilles étrangères importées par les navires étrangers, et de 20 fr. sur les tabacs importés par les navires français. On assujettissait en outre à une taxe de 4 décimes par kilogramme le tabac fabriqué en poudre et en carotte, et à une taxe de 24 centimes le tabac à fumer et en rôle. La culture du tabac restait complètement libre. On prenait de nombreuses précautions pour assurer le recouvrement de l'impôt ; mais, afin d'éviter les *formes vexatoires et contraires aux droits des citoyens*, on chargeait les administrations municipales de la surveillance de la fabrication et de la vente. Cette surveillance était trop indulgente, car le revenu du trésor augmentait à peine ; aussi la loi du 10 floréal an X transféra cette surveillance à la régie de l'enregistrement, en même qu'elle augmentait les droits de fabrication les amendes, et les précautions nécessaires pour assurer la perception. L'impôt restait encore au-dessous de 5 millions ; aussi, le 5 vendémiaire an XII, intervient une loi qui décrète des licences, et pour les fabricants et pour les débitants ; le droit d'entrée s'élève successivement, pour les tabacs importés par les navires étrangers, de 100 fr., où il était en l'an XII, à 200 fr. en 1806, à 440 en 1810, et, pour les tabacs importés par les navires français, de 80 fr. à 180 et 396. Il est de plus créé un droit de vente pour le fabricant, et des vignettes dont le prix est fixé à 1 centime. La culture est grevée à son tour ; les planteurs sont assujettis à des déclarations de culture, à des acquits à caution, à des visites perpétuelles des employés de la régie de l'enregistrement. A la faveur de toutes ces mesures, l'impôt s'accrut, mais en l'an XII il atteignit à peine 9 millions, en l'an XIII 12 millions, en l'an XIV 16 millions, et les années suivantes il resta au-dessous de cette limite extrême. Il faut donc, pour tirer parti de ce genre de consommation, pour rendre au trésor ces 30 millions et plus qu'il rapportait autrefois, en finir avec les demi-mesures, et avoir recours à un remède énergique. L'empereur peu habitué aux moyens-termes, ne recule devant aucune des conséquences du régime qu'il va établir. Il s'exprime ainsi dans le préliminaire du décret du 29 décembre 1810 : « Les tabacs, qui, de toutes les matières, sont la plus susceptible d'imposition, n'avaient pas échappé à nos regards. L'expérience nous a démontré tous les inconvénients des mesures qui ont été prises jusqu'à jour. Les fabricants étant peu nombreux, il était à prévoir que l'on serait obligé d'en réduire encore le nombre. Le prix du tabac fabriqué était aussi élevé qu'à l'époque de la ferme-générale. La plus faible partie des produits entrait au trésor, le reste se partageait entre les fabricants. A tant d'abus se joignait celui que les agriculteurs étaient à leur merci.

« Après de mûres réflexions, nous avons jugé que toutes les considérations, même les intérêts de l'agriculture, veulent que la fabrication du tabac ait lieu par une régie au profit du trésor ; que la culture sera suffisamment garantie et protégée lorsque nous imposerons à la régie l'obligation de ne fabriquer les tabacs qu'avec les produits de la culture du sol français ; que, la consommation restant ainsi la même, l'agriculture ne pourra recevoir aucun dommage de l'établissement de la régie, et qu'enfin, sans augmenter les charges de nos peuples, nous acquerrons une branche de revenus qu'on évalue à peu près de 80 millions, ce qui nous permettra d'apporter une diminution de pareille somme au tarif des contributions personnelle et foncière. »

Ainsi, en suivant une marche timide, par des conquêtes successives sur les franchises accordées par l'assemblée nationale, l'impôt des tabacs arrive enfin au régime actuellement en vigueur. Ce régime n'est accepté par la restauration que comme mesure provisoire, et, en 1819, les chambres, saisies pour la première fois des questions qu'il soulève, le prorogent jusqu'au 1er janvier 1826. Par des prorogations successives, après des discussions très approfondies, après une enquête faite par la chambre des députés, l'existence de ce régime, maintenu d'abord jusqu'en 1829, puis jusqu'en 1837 et 1842, est enfin assurée jusqu'en 1852. Il n'a subi, depuis son établissement, que des changements peu sérieux, car il a atteint le but qu'on se proposait, il donne un revenu de plus en plus considérable, et il va tantôt produire ces 80 millions annoncés par Napoléon. C'est ce régime que nous nous proposons d'exposer, en le prenant pour exemple d'une industrie où les mécomptes sont sagement évités, où les produits sont sûrement calculés d'après la consommation probable, où le gain de l'ouvrier n'est point successivement diminue pour augmenter outre mesure les bénéfices du capitaliste, où l'on ménage les intérêts de tous pour faire les plus gros bénéfices sans mécontenter personne : organisation de travail que nous voudrions voir imiter pour les industries privées. Ce régime a pour base la restriction de la culture, qui n'est permise qu'à certains départements moyennant des licences, et sous la surveillance incessante des employés de l'administration ; le monopole de la fabrication, exclusivement réservé à l'administration, et celui de la vente, cédé à des débitants commissionnés. En l'exposant, nous serons forcément conduit à examiner s'il tient bien compte des intérêts respectifs des citoyens et de l'état, s'il est le seul qui garantisse au trésor le revenu actuel, ou même un revenu plus considérable. Nous ne pourrons discuter toutes les questions qui se présenteront successivement que si nous avons auparavant examiné les systèmes suivis par les diverses nations étrangères.

III – LÉGISLATION ÉTRANGÈRE RELATIVE AU TABAC

On connaît la législation relative au tabac dans vingt-neuf états différents, dont deux en Amérique et vingt-sept en Europe. Dans les deux états d'Amérique et treize états d'Europe, l'industrie du tabac est laissée à la libre concurrence, et ne diffère en rien des autres industries. Dans trois autres états, tout en restant facultative, elle est considérablement gênée par des lois particulières. Cinq états ont mis cette industrie en ferme, et six états en ont fait un monopole qui est exploité par le gouvernement lui-même.

Les deux pays d'Amérique dont nous avons à nous occuper sont les États-Unis et les Antilles. Dans les États-Unis, l'industrie du tabac consiste surtout dans la vente et l'exportation des tabacs en feuilles qui approvisionnent tous les marchés de l'Europe. La fabrication ne porte guère que sur les tabacs destinés la consommation intérieure ; cette fabrication et la vente ne sont soumises à aucune espèce de contrôle. Il n'en est pas de même des tabacs destinés à être exportés, car il est dans l'intérêt des divers états de donner le plus de garanties possible aux armateurs des diverses nations, et de faciliter la vente du tabac, qui fait une des principales richesses du pays. Aussi les feuilles sont-elles soumises, dans les magasins publics, à une inspection faite par des officiers jurés, payés presque toujours par les états. Ces officiers dépouillent les *boucauts*, et les rompent de manière à en constater la qualité. Cette constatation n'est pas faite très sévèrement dans la Virginie ; mais, dans le Maryland, il n'en est pas de même, les tabacs sont réellement classés, et les types qui sont détachés des boucauts servent à conclure les marchés. Les tabacs reconnus non marchands par les inspecteurs sont consommés dans le pays ou expédiés en Hollande et aux villes anséatiques. L'exportation n'est d'ailleurs soumise à aucun droit

Le nombre d'hectares cultivés chaque année en tabac s'élève environ à 60,000, ainsi répartis :

Virginie : 26,000

Maryland : 14,000

États de l'Ouest (principalement Kentucky : 20,000

La récolte s'élève à 65 millions de kilog., sur lesquels il est consommé 13 millions à l'intérieur des états, et exporté 52 millions au prix moyen de 61 fr. les 100 kilog., ce qui fait monter environ à 32 millions de francs la valeur totale de l'exportation annuelle. Les tabacs exportés se répartissent ainsi :

	Virginie	Maryland	États de l'ouest	Totaux
	kil.	kil.	kil.	kil.
Angleterre	13.600.000	226.667	2.992.999	16.818.667
France	3.400.000	226.667	272.000	3.898.667
Hollande	2.720.000	7.253.333	1.904.000	11.704.000
Brême	2.720.000	7.480.000	1.904.000	11.704.000
Italie et Espagne	1.360.000	«	2.720.000	4.080.000
Pays divers	3.400.000	«	«	3.400.000

Totaux	27.200.000	15.186.667	9.792.000	52.178.667

Nous n'avons parlé que des tabacs exportés en feuilles. Les principales exportations de tabacs fabriqués consistent en tabacs à mâcher, dont il existe dans toute l'Amérique, et surtout dans la Virginie, renommée pour ce produit, de nombreuses fabriques. Il est d'ailleurs impossible de connaître la quantité de ces tabacs exportés, non plus que celle des cigares faits ou en tabacs indigènes ou en tabacs importés de la Havane et de Cuba.

Dans les Antilles, il règne la plus entière liberté tant pour la culture que la fabrication et la vente du tabac. Seulement l'exportation, complètement facultative, est soumise à un droit de sortie de 6 fr. 50 cent. les 46 kilog. ou le millier de cigares. Il serait à désirer qu'un contrôle fût exercé sur la fabrication de ces îles, surtout sur la fabrication des cigares, qui est concentrée entre les mains de gens dont la mauvaise foi est devenue proverbiale ; on conçoit qu'il doit en résulter pour le commerce de très graves abus.

Le nombre de fabriques de cigares qui s'élèvent tant à la Havane que dans le reste de l'île de Cuba n'est pas connu, mais ces fabriques produisent un nombre immense de cigares. C'est de cette île et surtout de la Havane que provient la plus grande partie des cigares consommés dans le monde entier.

La Havane récolte annuellement environ 3 millions de kilog. de tabac en feuilles ; elle en exporte le douzième, c'est-à-dire 250 mille. Elle exporte en outre au moins 200 millions de cigares, ainsi répartis :

États-Unis. : 100 millions

Angleterre. : 50 millions

Espagne. : 20 millions

France. : 10 millions

Villes anséatiques et autres contrées d'Europe. : 20 millions

La récolte annuelle du reste de l'île s'élève à 1,840,000 kilog de tabacs en feuilles ; elle exporte environ les de ce produit, et en outre un nombre considérable de cigares, qui sont moins estimés que ceux de la Havane. Porto-Ricco et la terre ferme exportent aussi une assez grande quantité de tabac ; mais les planteurs y sont encore de plus mauvaise foi qu'à Cuba. Ils refusent toujours de faire droit aux nombreuses réclamations que suscitent le plus souvent leurs envois, et on ne peut mettre trop de circonspection dans les marchés que l'on conclut avec eux. C'est de la terre ferme que proviennent les tabacs de Varinas, dont on fait pour la pipe un grand usage en Hollande et en Allemagne.

Ainsi, en Amérique, le tabac est une source non pas de revenu pour les gouvernements, mais de richesse pour l'agriculture et l'industrie particulière. On y cultive le tabac non pas seulement pour la consommation intérieure, mais principalement pour l'exporter dans le monde entier. On ne cherche pas à grever d'un impôt une plante qui est un des plus beaux produits du pars et une des principales branches de son commerce. L'Europe, malgré la transplantation générale du tabac qui y a été faite, ne saurait s'affranchir complètement du tribut qu'elle doit payer à l'Amérique pour ses tabacs, dont la supériorité est incontestable. On conçoit donc que les états d'Europe n'ont pas le même intérêt que ceux d'Amérique à protéger ce genre de consommation, et on comprend qu'ils l'aient frappé d'un impôt particulier. Cependant il y a treize états d'Europe où l'industrie du tabac est laissée à la libre concurrence : ce sont le Danemark, la Suède, la Norvège, la Russie, la Hollande, la Belgique, le duché de Bade, le Wurtemberg, le grand-duché de Hesse, le grand-duché de Nassan, la Saxe, la Suisse (moins le Valais), et la Hongrie. La culture, la fabrication et la vente des tabacs n'y sont soumises à aucun contrôle ni à aucunes restrictions spéciales. L'industrie du tabac y jouit des mêmes libertés et est soumise aux mêmes règlements que toutes les autres industries, Il en résulte que l'impôt ne consiste, pour ces états, que dans le chiffre total du droit d'importation et du droit de patente de profession commun à toutes les industries, et pour quelques-uns dans le droit de sortie ou d'exportation.

Dans le Danernark, la Suède et la Norvège la culture du tabac est absolument libre, mais insignifiante à cause de la basse température de ces froids climats. Il est difficile de dire au juste quelle est la consommation industrielle dans ces états ; où présume qu'elle est dans le Danemark de 1k,030, et en Norvège de 0k,530.

La Russie consomme principalement du tabac à fumer ; elle récolte environ 10 millions et reçoit de l'étranger 2 millions de kilogrammes de tabac, quantités entièrement consommées dans l'intérieur de l'empire. Du reste, ces renseignements, qui remontent déjà à quelques années, ont sans doute cessé d'être vrais, car l'usage du tabac en Russie prend un très grand accroissement.

La consommation individuelle est de 0k,680 dans le duché de Bade, de 0k,706 dans le royaume de Wurtemberg, de 1k,260 dans le duché de Nassau, de 1k,310 en Hollande, et de 2 kil, en Belgique. C'est dans ce dernier état que la consommation atteint son maximum. La Hollande récolte environ 2 millions 500,000 kilogrammes, dont elle exporte plus de 2 millions. Elle reçoit de l'Amérique 13 millions 500,000 kilog., sur lesquels elle réexporte environ 11 millions 500,000 kilog. ; elle consomme donc environ 2 millions 500,000 kilogrammes. Il y existe 24 fabriques principales, qui produisent environ 3 millions de kilog., et emploient 10,000 ouvriers. Il y existe en outre un nombre infini de petits fabricants qui débitent en même temps qu'ils fabriquent. Les tabacs y sont soumis à des droits d'importation, d'exportation et de transit.

La Belgique ne récolte guère annuellemnt que 500,000 kilog. de tabac, elle en reçoit environ 7 millions par importation. On y compte 400 fabriques de tabac principales, mais on ne connaît pas le grand nombre de petites fabriques qui produisent surtout pour exporter leurs tabacs en France en les livrant aux contrebandiers. Les tabacs y sont soumis, comme en Hollande, à des droits d'importation, d'exportation et de transit ; mais les fabricants soustraient à l'impôt une grande partie de leurs marchandises.

Jusqu'à présent, nous ne voyons réellement pas d'impôt assis sur la consommation du tabac ; mais en Prusse, dans la Hesse électorale et en Angleterre, l'industrie qui s'occupe de cette marchandise, quoiqu'en restant livrée à la libre concurrence de tous les fabricants, commence à être soumise à des impôts particuliers, et partant à des lois particulières destinées à assurer la levée de ces impôts.

En Prusse et dans la Hesse électorale, aux droits d'importation et de patente de profession se joint un droit de culture par hectare assez élevé. La Hesse électorale récolte environ 480,000 kilogrammes de tabac, qui sont produits par 370 hectares appartenant à près de 3,000 planteurs, payant en moyenne 60 francs d'impôt par hectare. On y importe environ 500,000 kilog. Une partie des tabacs, est réexportée dans les états de la confédération germanique, et il est payé une prime de réexportation qui consiste dans la restitution d'une partie des droits d'entrée qu'acquittent les tabacs exotiques. L'impôt sur le tabac a subi en Prusse d'assez nombreuses vicissitudes. En 1766, Frédérid-le-Grand institua une régie des tabacs ; cette régie fut abolie en 1787, mais on n'accorda d'abord le privilège de la culture du tabac qu'à un nombre restreint de planteurs. En 1798, cette culture fut déclarée entièrement libre. Tout en la laissant facultative, on la soumit en 1819 à un droit réglé d'après la quantité de tabac récoltée. Sous ce système, l'impôt sur la culture du tabac rapportait par an 1,875,000 fr. Depuis 1828, le droit de culture est réglé d'après la classe et la quantité de la terre mise en culture, au lieu de porter sur la quantité de tabac récoltée, parce que la perception des droits est beaucoup plus facile, et qu'on ne peut se soustraire à l'impôt comme cela se faisait en cachant une partie de la récolte. Le droit est en moyenne de 66 francs par hectare, le nombre d'hectares plantés en tabac est de 10,100, le nombre de kilog. récoltés de 12 millions 520,000, et les droits de culture montent à 600,000 fr. Le nombre de kilogrammes importés est de 5 millions 400,000. La consommation totale est 17 millions 320,000 kilogrammes, ce qui fait par tête 1k,310. L'impôt produit en tout une somme brute de 2 millions 950,000 fr., somme bien inférieure à celle qu'il produisait sous Frédéric-le-Grand, malgré l'accroissement considérable de la Prusse en territoire et en population ; il donnait alors 6 millions 750,000 fr. On n'a pas de renseignements sur le nombre de fabriques, qui y toujours en croissant, car la consommation du tabac en Prusse augmente considérablement, et doit être maintenant supérieure à celle que nous venons de donner, qui remonte à 1835.

Quant à l'Angleterre, tout en laissant à l'industrie privée la libre concurrence de la fabrication et de la vente du tabac, elle retire de l'impôt assis sur cette matière un énorme revenu. La culture du tabac y est absolument interdite ; mais, outre un droit d'importation très élevé, il y a des droits de licence, de fabrication et de débit, qui font monter le revenu total à 80 millions de francs. On pense bien qu'avant d'arriver à ce système, la législation anglaise relative aux tabacs a dû subir de nombreux changements. C'est Jacques Ier qui frappa d'abord le commerce du tabac de quelques droits de douane, pensant trouver ainsi une source importante de revenus publics. Charles Ier établit le monopole par l'état ; mais les guerres civiles qui survinrent bientôt sous son règne abolirent ce régime et le remplacèrent par des droits sur l'importation, la fabrication et le débit. Ce système donna naturellement lieu a un accroissement considérable dans la culture des tabacs indigènes, qui avait été introduite dans les îles Britanniques sous Jacques Ier, et qui n'avait pas encore pris une importance suffisante pour attirer l'attention du gouvernement. Mais, à l'abri d'un impôt considérable établi sur les tabacs exotiques, la culture du tabac devient lucrative et menace les intérêts du trésor : Pour les garantir, le gouvernement républicain a recours immédiatement a une mesure énergique, et, par un décret de 1652, il prohibe la culture d'une manière absolue. Cette mesure fut confirmée par Charles II, lors de la restauration. Cependant l'Écosse échappa à cette prohibition par une interprétation subtile, mais pourtant fondée, de son union à l'Angleterre, et George III dut, par un statut de 1783, la rendre commune à cette partie du royaume britannique. Restait encore l'Irlande, qui, jusqu'en 1830, eut le droit de planter du tabac et de l'exporter ensuite dans la Grande-Bretagne aux mêmes conditions que le tabac des colonies, grevé de droits moins considérables que ceux qui pesaient sur les tabacs étrangers. Vers 1824, la culture de l'Irlande, qui d'abord était peu considérable malgré le tarif protecteur, prit un grand accroissement, et il en résulta pour le fisc un préjudice qui attira l'attention du gouvernement. Après une enquête du parlement, l'Irlande rentra en 1830 sous la loi commune du Royaume-Uni.

La quantité totale de tabac consommée en Angleterre est annuellement, d'après une moyenne officielle de quatorze ans, de 10 millions 506,160 kil., ce qui fait par tête 0k,433. Cette quantité est presque tout entière fabriquée dans l'intérieur du pays, qui compte 741 fabriques employant ensemble 20,000 ouvriers environ. Le nombre des débitants est de 156,850.

Les droits d'importation sont les plus considérables ; ils sont de 7 fr. 66 c. par kilog. pour les tabacs en feuilles provenant des possessions britanniques, et de 8 fr. 12 cent, pour toutes les autres espèces de feuilles. Ils produisent et 78 millions 474,085 fr. ; ils s'appliquent à 8 millions 478,985, kilog., de feuilles qui produisent, par l'augmentation de poids de 25 pour 100 à laquelle donne lieu la fabrication, la quantité totale de tabac consommée annuellement.

Ces tabacs proviennent en très grande partie des États-Unis.

Les droits de licence pour la fabrication annuelle varient, suivant l'importance de la manufacture, de 126 à 756 fr., et produisent net 156,318 fr. Les licences de débit sont de 6 fr. 14 cent. par an, et produisent net 1 million 067,134 fr. Le revenu net monte donc à la somme de 79 millions 697,537 fr., c'est-à-dire à 80 millions environ.

Outre la quantité de tabac importée en Angleterre pour la consommation intérieure, il y a encore 6 millions 328,245 kilog. qui viennent séjourner dans les entrepôts anglais, dont les principaux sont à Londres et à Liverpool Ils sont de là expédiés soit en Europe, soit dans les Indes occidental anglaises ; ils n'y subissent que des frais d'emmagasinage peu élevés qu'ils paient à leur entrée et à leur sortie.

Il résulte de cette revue des divers états où l'industrie du tabac est abandonnée à la libre concurrence, qu'en Angleterre seulement l'impôt qui pèse sur cette industrie rapporte un revenu considérable. Ce revenu, un peu supérieur à celui que le gouvernement français retire actuellement, est assis sur une consommation moins considérable d'un tiers que' celle de la France. Cette différence provient de ce que l'impôt qui pèse sur cette marchandise est beaucoup plus fort en Angleterre qu'en France. Sans compter les droits de licence, de fabrication ou de vente, qui ne sont qu'une très minime fraction de l'impôt total, puisqu'ils ne s'élèvent qu'à 1,200,000 francs, l'impôt s'élève en Angleterre à 8 fr. 12 cent. par kilog., et il n'est en France, comme nous l'expliquerons plus loin, que de 4 fr. 47. Le droit que paie le tabac en Angleterre est donc le double de celui qu'il paie en France. Cependant, si l'Angleterre consommait autant que la France, c'est-à-dire 15 millions de kilogrammes, l'impôt ne rapporterait que 110 millions, tandis qu'avec une taxe double l'impôt monterait en France à 144 millions. Il en résulte donc que la régie française lève l'impôt qui pèse sur le tabac avec des frais bien moins considérables qu'en Angleterre, puisqu'avec une taxe moitié moindre elle ferait entrer au trésor, à consommation égale, un revenu beaucoup plus considérable. La législation française est donc plus profitable à l'état que la législation anglaise ; mais notre législation n'est pas moins avantageuse aux intérêts du consommateur, car la taxe que le tabac supporte en

Angleterre n'en élève pas proportionnellement les prix. Ainsi ces prix sont :

Pour le tabac à fumer : de 9 fr. 51 c. à 10 fr. 83 c. en Angleterre – 9 et 12 fr. en France.

Pour la poudre : de 9 fr. 51 c. à 14 fr. 93 c. en Angleterre – 8 et 12 fr. en France.

Il est juste de dire qu'en France la régie paie convenablement ses ouvriers et ses employés, et ne cherche pas à réduire constamment les salaires, comme feraient de simples fabricants, d'où il résulte qu'elle fabrique à un prix plus élevé qu'en Angleterre. Il faut ajouter aussi que les fabricants anglais introduisent dans leurs tabacs une grande quantité d'ingrédients étrangers qui ne sont pas soumis aux droits, puisque la fabrication augmente de 25 pour 100 la matière première. Dans tous les cas, le tabac est plus cher en Angleterre qu'en France, et ni le trésor, ni les consommateurs, n'ont intérêt, en France, à changer le système de l'impôt pour adopter le système suivi de l'autre côté du détroit.

Voyons maintenant quelle est la législation des autres états sur le tabac. Nous avons déjà dit que les uns ont mis l'industrie en ferme, et que les autres s'en sont arrogé le monopole.

Les premiers états sont le Portugal, le royaume de Naples, la Toscane, la Pologne et le Valais (Suisse). En Toscane et en Portugal, la culture est absolument interdite ; à Naples et en Pologne, elle est restreinte ; dans le Valais, elle est interdite aux particuliers et permise à la ferme seulement. Quant à l'importation, la fabrication et la vente, elles sont absolument interdites, sauf à la ferme, dont le prix de bail constitue la totalité de l'impôt ; seulement en Portugal et dans le Valais, il y a en outre un droit d'importation.

Le Portugal possède trois manufactures de tabac, employant 1,600 ouvriers et produisant annuellement 1 million 300,000 kilogrammes, dont les deux tiers sont tirés du Brésil. La ferme paie annuellement 7 millions 500,000 fr., et le montant du droit d'importation est d'environ 1 million 500,000 francs, ce qui fait monter la totalité de l'impôt à 8 millions 500,000 fr. La ferme a le droit d'approvisionner les îles adjacentes et Macao, aussi bien que tout le royaume, mais elle ne peut empêcher une énorme fraude qui la frustre d'une portion de ses bénéfices.

Dans la Toscane, il n'y a qu'une seule manufacture de tabac située à Florence ; elle emploie 361 ouvriers, et produit annuellement 402,300 kilog consommés dans le pays, ce qui fait 0k,290 par tête. La ferme paie à l'état 1 million 394,400 francs.

Dans le royaume de Naples, il y a environ 400 hectares plantés en tabac et produisant 500,000 kilogrammes ; on y importe en outre 400,000 kilog. de tabac. La réexportation ne s'élève guère qu'à 70,000 kilog. La ferme a deux fabriques occupant 1,278 ouvriers et produisant 750,000 kil. Cette quantité ne donne cependant pas une idée exacte de la consommation, qui peut être certainement portée à plus d'un quart en sus, à cause de la contrebande qui est fort active. Les tabacs de contrebande proviennent surtout de Bénévent, de la Sicile et de Malte. Malte fournit la plus grande partie des cigares fumés par les classes supérieures. Pour élever une barrière contre la fraude, la ferme a établi à Naples, depuis quelques années, deux magasins de vente, uniquement destinés aux tabacs des fabriques étrangères ; elle en partage les bénéfices avec l'état. Outre ces bénéfices éventuels, le gouvernement reçoit de la ferme 4,048,000 francs.

La Pologne récolte chaque année environ 1 million 200,000 kilog. de tabac, et la ferme compte 5 fabriques produisant environ 1 million 600,000 k. qui sont en totalité consommés dans le pays, ce qui fait environ 0k,331 par tête. La ferme paie annuellement 1 million 200,000 fr. au gouvernement.

Le Valais consomme annuellement 24,000 kilog. de tabac, que la ferme fabrique et vend en payant. 6,800 fr. au gouvernement.

Les six états qui appartiennent en Europe au régime du monopole ou régie par l'état sont l'Espagne, le duché de Parme, les états sardes (terre ferme et île de Sardaigne), les états romains, l'Autriche moins la Hongrie. Dans trois de ces états, l'Espagne, Parme et les états sardes de terre ferme, la culture est absolument interdite ; elle n'est que restreinte dans l'île de Sardaigne, les états romains et l'Autriche. L'impôt provient, comme en France, de l'excédent du prix de vente sur le prix de revient net de fabrication.

On conçoit que durant ces dernières années les circonstances politiques ont dû considérablement diminuer en Espagne les revenus de l'impôt sur le tabac. En 1805, l'impôt produit 42 millions, et cependant, en 1834, une compagnie de banquiers de Madrid ne proposait que 21 millions pour prendre en ferme le monopole. Il est probable que l'impôt est loin d'atteindre ce dernier chiffre aujourd'hui. Malgré le grand nombre de douaniers chargés de réprimer la fraude, on peut affirmer que la plus forte partie de la consommation est alimentée par la contrebande ; on ne saurait donc déterminer la consommation individuelle d'après les ventes légales, les seules que l'on connaisse.

Dans le duché de Parme, il n'y a qu'une seule fabrique ; produisant environ 150,000 kilog., qui représentent un revenu brut de 600,000 fr. ; la consommation individuelle est d'ailleurs assez forte, car elle s'élève environ à 0k,800.

Dans les états sardes de terre ferme, il y a trois manufactures, situées à Turin, Gênes et Nice, produisant environ 1,500,000 kilogrammes, consommés entièrement dans le pays. On n'y importe que des tabacs d'Espagne et de l'île de Sardaigne, et des cigares de la Havane. La consommation individuelle s'élève à 0k,380, et le produit net de la recette est de 7 millions, déduction faite de tous les frais et remises aux marchands.

Dans l'île de Sardaigne, la culture du tabac est permise, et produit environ 170,000 kilog., dont 80,000 sont destinés, année moyenne, à la manufacture de Turin ; le reste est consommé dans l'île, qui ne reçoit presque pas de tabac étranger.

Dans les états romains, la culture donne une récolte d'environ 550,000 kilog., qui ne suffisent pas aux besoins de la régie, car la consommation est de 900,000 kilog., ou par tête de 0k,295, et en outre 200,000 kilog. récoltés dans la province de Bénévent sont, chaque année, livrés à la ferme de Naples, d'après un traité conclu avec le gouvernement. On compte trois manufactures, situées à Rome, Chiavadella et Bologne, qui fabriquent au moins cinquante espèces de tabac de qualités diverses, dont les prix sont très variés, quoique assez élevés. On n'a d'ailleurs aucune donnée sur le revenu que le gouvernement tire de cet impôt, mais on présume qu'il est très considérable, lorsqu'on compare le prix élevé du tabac fabriqué à celui de la matière première.

Dans les états autrichiens, la culture est restreinte, mais il y a une exception en faveur de la Hongrie, où la culture est absolument libre et forme l'une des principales richesses du pays. La culture produit en Autriche environ 20 millions de kilog., dont la qualité est tout-à-fait inférieure, de telle sorte qu'ils doivent être mêlés à des tabacs d'Amérique, du Levant ou de Hongrie, pour entrer dans les tabacs fabriqués, dont les espèces sont très variées, et dont quelques-unes sont assez recherchées. On n'a non plus aucune donnée précise sur le revenu que le gouvernement autrichien tire de cet impôt. Il résulte évidemment de tous les détails que nous venons de donner, malgré l'incertitude qu'ils doivent présenter dans certains cas, et quelque incomplets qu'ils soient d'ailleurs, que le meilleur moyen de prélever un impôt très considérable sur la consommation du tabac consiste à en faire une industrie exploitée soit par une compagnie à laquelle on la donne en ferme, soit par l'état lui-même. L'histoire rapide que nous avons faite des vicissitudes subies par cet impôt en France conduit à la même conclusion, car, malgré tous les efforts qu'on a faits pour concilier un revenu considérable avec un régime plus ou moins libre, ce revenu atteignait à peine 15 millions, et dès l'établissement du monopole par l'état, sans aucune transition pour ainsi dire, il s'est tout à coup plus que doublé. Nous croyons aussi que, dans l'intérêt du trésor, le monopole du tabac exploité par l'état est bien préférable à la cession qui en serait faite à une compagnie. L'état absorbe non-seulement l'impôt établi sur la marchandise, mais encore les bénéfices que feraient les industriels adjudicataires de la ferme. Ces bénéfices seraient sans doute fort considérables ; les regrets que témoignent les fabricants qui exploitaient cette industrie avant 1811, malgré la position élevée que la régie leur a donnée avec raison dans l'administration, en sont la preuve évidente. Cette industrie abandonnée par l'état, deviendrait, comme toutes celles qui exigent des capitaux considérables, la proie de riches spéculateurs, et le consommateur n'aurait certainement pas un produit meilleur et moins cher. Comme l'impôt du tabac est, ainsi que nous le disions en commençant, le plus juste de tous les impôts, et que l'état ne peut en retirer un revenu considérable qu'au moyen du monopole, nous soutenons ce monopole comme une exception très raisonnable. Cependant la raison de l'intérêt du trésor n'est pas complètement suffisante pour expliquer une telle mesure, car autrement l'état devrait se faire fabricant de sucre, par exemple, et couper court ainsi à toutes les difficultés qui lui sont suscitées par les deux industries rivales des colonies et des ports de mer d'une part et des fabricants de sucre de betterave d'autre part. Il y a encore, selon moi, je le répète, une raison bien légitime à donner de la confiscation d'une industrie semblable par l'état : c'est la surveillance qu'il doit exercer sur la fabrication d'un produit nuisible auquel la corruption de nos mœurs pourrait mélanger des produits plus nuisibles encore ; ce sont les empêchements qu'il doit apporter à sa généralisation, ce sont les entraves qu'il met par un impôt à l'adoption générale d'une détestable habitude.

IV – DE LA CULTURE DU TABAC EN FRANCE

La culture du tabac en France n'est autorisée que dans six départements ; ce sont ceux où la culture était la plus considérable sous le régime de libre plantation, le Nord, le Pas-de-Calais, le Bas-Rhin, le Lot, le Lot-et-Garonne et l'Ille-et-Vilaine. Dans ces départements, quelques arrondissements, et dans les arrondissements, quelques cantons seulement, sont appelés jouir du privilège de planter du tabac, sous le contrôle incessant des employés de la régie. Cependant ce n'est pas au terrain, mais bien au propriétaire du terrain, qu'est accordé ce privilège, de telle sorte que ce ne sont pas toujours les mêmes terrains qui sont plantés en tabac. Il arrive que beaucoup de propriétaires ou fermiers renoncent volontairement au privilège qui leur est concédé, soit en raison du régime arbitraire auquel ils sont soumis, soit pour des raisons personnelles, et le privilège change souvent de main.

Les autorisations de planter du tabac sont accordées par le préfet du département, qui d'ailleurs est chargé, par la loi du 28 avril 1816, de tous les arrêtés réglementaires concernant la culture. La régie fixe chaque année la quantité de tabac dont elle a besoin pour son approvisionnement, et répartit cette quantité entre les divers départements producteurs. Pour faire cette répartition on tient compte sans aucun doute des quantités que chacun d'eux est dans l'habitude de fournir ; mais, comme tout dans le monopole du tabac par l'état est subordonné à l'intérêt de l'impôt, auquel la culture serait facilement sacrifiée on fait en sorte de demander l'approvisionnement aux cultures dont les produits conviennent le mieux aux besoins de la fabrication, et peuvent être obtenues aux prix relativement les plus modérés. Le but du monopole par l'état est uniquement de rapporter le plus gros revenu possible, en livrant à la consommation le meilleur produit pour contenter en même temps le goût du consommateur. C'est ce principe qui doit présider toutes les décisions prises sur la culture de chaque département par le préfet, en conseil de préfecture, après l'avis du directeur des contributions indirectes, et de deux des principaux planteurs appelés à faire valoir les droits de l'agriculture

L'uniformité ne peut être établie entre les diverses contrées pour ce qui concerne les diverses méthodes de culture, car les différents sols ne sont pas partout également fertiles, les engrais ne sont pas partout également abondants et de même nature. L'espèce de tabac cultivé n'est pas non plus partout la même ; sur certains points, la graine qu'on emploie donne des plants d'une très grande dimension ; sur d'autres points, les plants prennent une croissance beaucoup moindre, et par conséquent ont besoin de moins de place. Enfin certains départements produisent de bon tabac pour la poudre, et par conséquent doivent prendre une forte végétation ; ce sont le Lot, le Nord, le Lot-et-Garonne, l'Ille-et-Vilaine. D'autres départements au contraire produisent des tabacs légers, propres surtout à la fabrication du tabac à fumer, et par conséquent on doit s'abstenir d'amender fortement les terres et d'espacer beaucoup les plants ; ce sont le Pas-de-Calais et le Bas-Rhin. Ce sont ces considérations qui ont déterminé la régie à permettre 40,000 pieds de tabac par hectare, et jusqu'à quinze feuilles par pied dans certains départements, tandis que dans d'autres départements on n'accorde que 10,000 pieds par hectare et huit feuilles par pied. Dans tous les cas, la loi et les dispositions réglementaires prises en conséquence laissent au planteur la latitude d'un cinquième tant au-dessus qu'au-dessous du nombre de pieds portés dans leurs permis.

Lorsque le planteur vient livrer ses tabacs aux magasins de l'état, il les présente à l'appréciation d'experts nommés par le préfet de chaque département. Ces experts doivent être connaisseurs, n'avoir aucun intérêt dans la culture du tabac, et parmi eux doivent se trouver nécessairement le garde et le contrôleur de chacun des magasins où les tabacs sont livrés. Ils sont payés au moyen d'une retenue d'un centime par kilogramme, faite sur les prix accordés aux planteurs. La commission d'expertise classe les tabacs en trois classes, fait de plus une classe de tabacs non marchands qui sont achetés à des prix très réduits, et une classe de tabacs rejetés que l'on brûle. Les prix qui sont appliqués à chaque classe varient pour les divers départements, et sont fixés par la régie d'après la qualité relative des tabacs de divers crus, en prenant pour terme de comparaison les prix des tabacs d'Amérique de qualité correspondante.

On voit que la culture du tabac est complètement à la merci de l'administration, et les planteurs sont soumis au régime le plus arbitraire qu'il soit possible d'imaginer. Dès qu'ils ont la permission de planter, ils sont sous la dépendance de la régie, dont les employés veillent incessamment sur les champs de tabac, et punissent d'amendes considérables les moindres infractions aux règlements ; les planteurs sont forcés de passer par toutes les conditions qui leur sont faites, et d'accepter les décisions de la régie et les prix qui leur sont donnés. Ces prix étaient autrefois assez considérables pour encourager, l'agriculture à supporter patiemment le régime de dépendance auquel elle est astreinte dès qu'elle cultive du tabac ; mais, depuis 1836, ces prix sont à peine suffisants pour indemniser le planteur de ses frais, et nul doute que l'agriculture, si les tarifs fixés à cette époque n'eussent pas été un peu augmentés, aurait bientôt renoncé, dans plusieurs départements au moins, à la culture du tabac. Cet état de choses avait été amené par cette résolution de l'enquête de la chambre des députés, que la régie dans ses rapports avec les planteurs indigènes devra s'attacher à réduire les prix à leurs limites les plus étroites. Sur quelques points, les prix sont encore trop élevés. Le planteur doit obtenir un juste revenu de sa terre, mais il n'a pas droit à des profits extraordinaires pour une culture qui, sous un régime libre, serait loin d'offrir plus d'avantages que les autres cultures. L'art. 4 de la loi du 12 février 1835 laissait au ministre la faculté de fixer le tarif d'achat des tabacs indigènes, en se conformant à l'esprit de la résolution que nous venons de rapporter. L'ancien tarif, appliqué jusqu'en 1836, était déterminé sur des bases plus libérales ; d'après une moyenne de treize ans, le taux moyen de 100 kilogrammes était 70 fr. 84 c., ce qui portait le revenu de l'hectare à 868 fr. 19 c. Un nouveau tarif, fixé par décision ministérielle du 17 août 1835, ne fit plus monter pendant la seconde période de quatre ans, de 1837 à 1840, le taux des 100 kilog. qu'à 60 fr. 38 c., et le revenu de l'hectare ne fut plus que de 708 fr. 87 c. Pendant cette même période, la quantité de tabac demandée à la culture française baissa de 12 millions à 10 millions, et, à cause des mauvaises conditions atmosphériques, la quantité totale de tabac livré ne fut annuellement que de 8 millions de kilogrammes. Ainsi, malgré l'accroissement constant de la consommation, la culture indigène se trouvait en décadence évidente, décadence amenée par cette décision de l'administration, que le tabac indigène n'entrerait plus dans la fabrication que pour les quatre cinquièmes, au lieu des cinq sixièmes, et qu'on ne paierait plus le tabac qu'au plus juste prix. L'administration a de plus supprimé la culture du tabac dans les cantons dont les produits n'étaient pas d'une qualité assez bonne pour convenir à ses fabrications.

Depuis 1841, le tarif a été augmenté ; le prix des 100 kilogrammes a été en moyenne de 65 fr. 21 cent., et le revenu de l'hectare de 774 fr. 97 cent. La quantité de tabac demandée à la culture a été aussi portée à 12 millions, et la quantité de tabac livrée a été de 9 millions 300,000 kilog. L'agriculture a ainsi reçu 6 millions 300,000 francs de l'administration des tabacs. Cette somme ne se répartit pas uniformément entre les divers départements où la culture est permise ; ceux du Bas-Rhin et du Nord absorbent toujours au moins la moitié de la somme destinée à payer le tabac indigène.

Les trois départements du Bas-Rhin, du Nord et du Pas-de-Calais, cultivent non-seulement pour la régie, mais encore pour l'exportation, qui du reste est peu considérable ; elle est presque nulle dans le Pas-de-Calais, et elle n'est notable que dans le Bas-Rhin, où elle s'élève à 350,000 kilogrammes environ : elle s'élève en totalité à 500,000 kilog. Cette quantité n'est pas d'abord tout entière destinée à l'exportation ; il en est une portion qui se compose de feuilles de terre, de tabacs grêlés, et d'autres tabacs non marchands qui proviennent des cultures destinées originairement à l'approvisionnement des manufactures royales. On a calculé que par année moyenne, de 1824 à 1833, il n'a été planté que 263 hectares en tabacs destinés à être exportés.

Les tableaux suivants, qui rend compte de l'importante relative des divers départements de culture, font aussi connaître combien sont variables les revenus que cette culture rapporte par hectare. On reconnaît que, dans le département du Lot-et-Garonne surtout, l'hectare rapporte incomparablement moins que dans tous les autres départements, quoique le prix moyen auquel les tabacs y sont payés ne soit inférieur qu'à celui du Lot-et-Garonne, de telle sorte que l'état de souffrance relative de ce département ne provient pas de l'infériorité du tarif qui lui est appliqué. .

TABACS INDIGÈNES RÉCOLTÉS EN 1839. – Livraison de 1840

Noms des départements	Nbre des planteurs	Nbre des hectares	Qtés demandées à la culture	Qtés donnant lieu à paiement	Qtés exportées
Bas Rhin	4.628	2.149	3.800.000	3.163.312	331.888
Nord	1.668	665	1.890.000	1.518.028	150.108
Ille-et-Vilaine	1.069	504	950.000	668.383	«
Pas-de-Calais	1.439	442	630.000	689.916	3.490
Lot	6.245	1.780	1.240.000	1.131.262	«
Lot-et Garonne	4.788	2.787	1.900.000	1.172.340	«
Total	19.837 kil	8.327 kil	10.410.000 kil	8.352.241 kil	485.486 kil

REVENUS DE LA CULTURE DU TABAC EN 1839

Noms des départements	Sommes payées	Prix moyen par 100 kil	Produit de l'hectare en kilo	Produit de l'hectare en argent
Haut-Rhin	1.371.985	43 fr. 37 c.	1621 kil	684 fr. 92 c.
Nord	1.133.058	74 fr. 64 c.	2.508	1,777 fr. 51 c.
Ille-et-Vilaine	399.971	59 fr. 84 c.	1.326	792 fr. 88 c.
Pas-de-Calais	413.450	50 fr. 16 c.	1.589	936 fr. 37 c.
Lot	980.755	86 fr. 68 c.	647	550 fr. 98 c.
Lot-et-Garonne	874.842	74 fr. 62 c.	427	314 fr. 22 c.

Total	5.174.061	398 fr. 31 c.	«	«
Produit moyen	«	66 fr. 38 c.	1.653 kil.	841 fr. 81 c.

De même que le rapport de l'hectare planté en tabac est très variable, de même les frais que nécessite la culture du tabac sont très différents selon les diverses contrées, car la main d'œuvre et les engrais sont à des prix différents, et la nature des terres exige des soins qui changent avec la température et l'état habituel de l'atmosphère. On ne doit donc pas s'étonner de voir les données que l'on a sur cette question fort incertaines. Aussi la commission d'enquête de la chambre des députés, ayant demandé aux divers cultivateurs de tabac et aux sociétés d'agriculture un compte détaillé des frais de la culture du tabac par hectare, reçut des documents qui présentent les plus grandes variations.

D'après ces documents les frais de culture montent jusqu'au maximum de 1,904 fr., dans le département du Nord, et descendent jusqu'au minimum de 190 fr.. dans le Lot-et-Garonne, et la moyenne des vingt-neuf documents de l'enquête porte ces frais à 934 fr. 36 cent. Mais cette moyenne est beaucoup trop forte, et en la mettant à 650 fr. environ, on ne l'évaluerait pas trop bas, car on tiendrait compte encore de dépenses qui ne seraient réellement faites que par le propriétaire non cultivateur, obligé de payer en argent jusqu'aux moindres soins, Il n'en est pas ainsi pour le cultivateur. Il a son train de culture monté pour une exploitation complète, et ce sont ses garçons et ses bœufs qui font le labourage de la terre où l'on doit cultiver le tabac en même temps que celui des autres terres. Il emploie le fumier qu'il fait dans les cours de sa ferme. Les membres de sa famille, même les plus faibles, trouvent dans les opérations variées que nécessite le tabac, et dont un grand nombre ont lieu en hiver, une occupation qui n'est certainement pas une dépense, de telle sorte que les journées d'ouvriers se réduisent à peu de chose. Enfin il donne dans de simples visites, faites de temps en temps, un grand nombre de soins que l'on a mis en ligne de compte dans les frais, et que cependant on ne peut guère évaluer en argent. On ne peut persister à compter tous ces frais comme réels, car le cultivateur étant souvent l'ouvrier, c'est à lui-même qu'il solderait une bonne partie des frais que l'on a supputés. D'autre part, les profonds labours que l'on a exécutés pour la culture du tabac et les engrais que l'on a prodigués dont un tiers au plus est absorbé, ne rendent-ils pas la terre bien plus propre aux cultures qui lui succèdent dans un système d'assolement bien entendu ? Ainsi, dans le Bas-Rhin, sans autre préparation que celle d'un labour, le froment succédant au tabac donne un produit de 24 hectolitres par hectare, tandis que, après toute autre culture, il ne donne que 18 à 20 hectolitres. Il est donc nécessaire, pour se faire une idée bien exacte des avantages que peut présenter la culture du tabac, de comparer un assolement quinquennal avec tabac (c'est celui qui est le plus en usage) avec un assolement quinquennal sans tabac, en faisant de part et d'autre les mêmes calculs d'appréciation de frais de culture. La préparation du tabac exige, année moyenne, quinze mois de soins assidus. D'abord le tabac est élevé en plants dont le semis se fait dans la première quinzaine de février ; le tabac est ensuite repiqué, et la récolte se fait en août et en septembre. On procède ensuite à la dessiccation, et ce n'est que dans le mois de mai suivant que le tabac est livré à la régie. Pour préparer les terres, il ne faut pas moins de trois labours à la charrue, et après la plantation il faut labourer à la bêche, rapprocher la terre des pieds, sarcler les herbes parasites, abattre les feuilles inférieures, feuilles de terre, écimer les plants et abattre les rejets. On procède ensuite à la récolte, on porte le tabac au séchoir, on fait le triage des feuilles, on les met en manoques, et on livre enfin les manoques à la régie.

En récompense de tous ces soins, de tous ces travaux, trop longs à détailler, le planteur trouve dans la culture du tabac un avantage qui se résume en un bénéfice surpassant de 270 fr. le bénéfice que lui aurait procuré par hectare un assolement quinquennal dont le tabac n'aurait pas fait partie. Une telle balance en faveur du tabac est bien faible, quand on considère qu'elle doit compenser et la chance de la perte totale ou partielle de la récolte par suite de la sécheresse ou de la grêle (car aucune plante n'est plus sujette que le tabac aux détériorations que peuvent causer les accidents atmosphériques), et l'incertitude du classement fait par des experts dévoués, aux intérêts de la régie, et l'incertitude du prix qui sera alloué, et les vexations du contrôle de la régie, et les ennuis de la dépendance. Cependant il arrive que dans les bonnes années elle est plus considérable, et dans tous les cas elle est un bienfait dans les départements où la culture du tabac est permise.

Dans le département du Nord seul, cette culture assure à plus de 5,000 familles 310 journées de travail, et, dans le département du Lot, 60,000 cultivateurs n'ont pas un travail plus productif que celui que leur donne le tabac. On sait que les trois quarts de la France sont encore cultivés par des métayers ou des fermiers dont les baux sont très courts ; les petits cultivateurs sont dans la position la plus malheureuse, pressés qu'ils sont d'un côté par le fisc, de l'autre par les propriétaires, ils luttent constamment contre la faim, et, dans leur pressant besoin d'argent, c'est un grand bonheur que le privilège de planter du tabac, car à une époque fixe ils sont assurés de toucher leur revenu. Ce serait donc un malheur pour l'agriculture que la suppression de la culture du tabac, quoi qu'en disent des cultivateurs distingués. Nous savons que c'est une culture qui par elle-même épuise le sol, nous savons que la seule culture qui soit réellement digne d'encouragement est celle qui rend au sol en engrais ce qu'elle lui a pris par la végétation ; mais nous concluons seulement de là qu'il ne faut pas cultiver exclusivement du tabac, et nous soutenons que cette culture doit être encouragée dans un assolement quinquennal, car de cette manière, sans appauvrir le sol, elle apporte au cultivateur cet argent que le fisc et le propriétaire impitoyables lui demandent sans cesse. Et où iraient ces 5 ou 6 millions que l'agriculture de six départements reçoit de l'état ? Sur les marchés étrangers. Mais sur ces marchés, par suite de la prohibition de la culture en France, un renchérissement général se ferait sentir, et 25 millions ne suffiraient pas sans doute à racheter cet approvisionnement de 9 millions de kilog. que ne fournirait plus le marché français. Serait-il d'une bonne administration de rendre ainsi la France tributaire de l'étranger et de la priver tout-à-fait d'une consommation maintenant générale, dans le cas d'une guerre maritime ? Que la culture du tabac continue d'être restreinte, qu'elle ne soit permise qu'aux départements qui livrent à la régie des tabacs convenant à sa fabrication et d'un prix modique, c'est garantir au trésor un revenu nécessaire, c'est empêcher la fraude, conséquence inévitable d'une culture générale, c'est empêcher l'encombrement qu'entraînerait, faute de débouché, une surabondance sans rapport avec les besoins dans les produits indigènes. Sans cette restriction de la culture, il serait impossible d'empêcher la fraude, ou le service de surveillance qu'il faudrait organiser absorberait une immense partie du bénéfice de la régie.

Le service actuel de la culture est chargé d'assurer l'exécution des règlements qui sont arrêtés chaque année par les préfets en conseil de préfecture. Les agents de ce service sont ainsi appelés à vérifier si les semis, puis les plantations remplissent les conditions voulues par les permis, à rechercher les plantations non autorisées et à assurer leur destruction, à surveiller l'écimage, à compter les pieds, puis les feuilles de chaque pied, à constater les dégâts éprouvés par les plantations pour que les cultivateurs puissent être déchargés de leurs obligations, à faire détruire après la récolte les tiges et les racines, à surveiller constamment les abus auxquels donne lieu le dépôt du tabac entre les mains des planteurs jusqu'au moment où il est remis, dans les magasins de l'état, ou parti pour l'étranger, s'il doit être exporté. Enfin ils assistent à la réception des tabacs par les experts commis à cet effet. Ce service est dirigé, dans chaque département, par un inspecteur chargé en même temps de la surveillance des magasins des feuilles ; 185 agents suffisent d'ailleurs à tous les soins qu'il exige, sauf au moment des inventaires. On prend alors des employés auxiliaires pour exécuter les travaux extraordinaires qui se présentent. La totalité des frais que ce service exige ne s'élève pas à plus de 361,000 fr., ce qui fait 4 fr. 20 cent. par quintal de tabac indigène livré à la régie. De cette manière, les 100 kilog. de tabac indigène coûtent en moyenne 69 fr. 41 cent.

On reconnaît que la suppression de la culture ne causerait pas, par la suppression du service de la surveillance, une économie sensible à la régie, et on ne peut invoquer cette raison en faveur d'une mesure dont nous avons d'ailleurs indiqué les mauvais effets. Ce n'est pas à dire pour cela que nous défendions absolument le *statu quo*. Nous pensons qu'on pourrait faire quelques concessions à certains départements qui se trouvent placés, comme le Lot-et-Garonne, dans des circonstances trop défavorables, par suite des décisions ministérielles et préfectorales. Pourquoi ne pas tolérer dans ce département le nombre de feuilles sur chaque pied qu'on permet dans le département du Nord, dont les tabacs sont employés aux mêmes usages et ont les mêmes qualités ? On répond que les feuilles de terre sont, dans le département du Nord, employées à la fabrication des tabacs à prix réduits. Mais pourquoi ne pas employer à un usage semblable les tabacs de Lot-et-Garonne, que l'on pourrait très bien expédier dans les manufactures chargées de cette espèce de fabrication ? Enfin, qu'on nous permette une remarque, l'administration, qui est l'unique acheteur des tabacs présentés par les planteurs indigènes, a interdit à ceux-ci d'intervenir dans le choix des experts chargés de l'appréciation des récoltes, et a choisi pour remplir cet office ses propres employés, qui ont toujours à cœur de la satisfaire ; il en résulte que les planteurs n'ont plus aucune garantie contre l'erreur, et qu'ils se trouvent dans une condition pire que des ouvriers qui ne pourraient discuter leur salaire avec le maître qui les emploie. Or, la régie a reconnu elle-même la nécessité de payer convenablement les ouvriers employés dans ses manufactures ; elle a compris qu'un service fait au nom de l'état ne devait pas marchander le salaire de l'homme comme une industrie particulière. Pourquoi donc renonce-t-elle à cette conduite si sage quand il s'agit des cultivateurs ? Est-ce que les planteurs de tabac ne sont pas devenus ses employés salariés ? Qu'importe la manière dont le salaire est acquitté ? Dès que la culture du tabac n'est pas libre, dès que le planteur ne peut choisir le marché où il portera ses produits, dès que la concurrence est annulée, le gouvernement doit payer le travail du planteur comme il paie le travail des employés, largement sans gaspillage des deniers de l'état, généreusement sans profusion. La régie se trompe en considérant le planteur de tabac comme un cultivateur ordinaire ; le planteur est devenu son fermier ; elle ne peut le rançonner comme ferait un marchand qui se vante d'avoir fait un bon marché lorsqu'il a obtenu une marchandise à quelques centimes au-dessous de sa valeur. Elle lui impose ses lois, son contrôle, ses exigences minutieuses ; elle ne lui laisse d'autre ressource que l'incendie de ses récoltes, s'il n'accepte pas ses conditions ; elle lui doit un salaire proportionné aux chances qu'il court en lui donnant son temps, ses peines, et lui prêtant ses capitaux.

Au reste, l'administration avoue elle-même son mauvais vouloir envers la culture nationale. Tout en prétendant rechercher les moyens de ranimer la production du tabac français, elle ne veut point avoir recours à une hausse de prix dans un moment surtout, dit-elle,[1] où on se procure certains tabacs d'Amérique à meilleur marché que nos tabacs indigènes. Cependant elle convient que certaines qualités du Lot et du Lot-et-Garonne sont véritablement excellentes (et ce sont précisément ces contrées que l'administration favorise le moins), et qu'elles peuvent lutter avec les meilleures feuilles de Virginie. Elle convient que rien ne serait plus facile que de stimuler la culture du tabac dans ces départements. Mais voyez l'obstacle, les exigences de la fabrication, qui trouve en France plus de tabacs pour la poudre que pour la pipe. La conclusion qu'une bonne logique tirerait de ces faits, c'est qu'on devrait demander à l'Amérique moins de tabacs propres à la poudre, et plus de tabacs propres à la pipe, et satisfaire ainsi d'une manière facile aux exigences de la fabrication. Cependant l'administration ne raisonne pas ainsi ; elle veut mettre dans tous les tabacs les mêmes proportions de tabac indigène et de tabac étranger ; donc elle doit réprimer la culture indigène, quelque bons que soient ses produits. En vérité, un tel raisonnement est inoui, et on n'avait jamais entendu dire qu'il ne fallait pas tirer parti des richesses que donne le sol national, sous prétexte qu'il ne donne pas toutes les richesses désirables. La conclusion du raisonnement de l'administration est qu'elle tâchera d'obtenir des produits légers et propres à la pipe, de la Corse et de l'Algérie, où elle n'aura pas besoin d'avoir un service de surveillance de culture, puisque ces contrées échappent au monopole. A la bonne heure, mais il ne fallait pas, pour arriver là, nier la possibilité actuelle de tirer la culture nationale de l'état de décadence où elle se trouve.

V. — FABRICATION DU TABAC

Outre les 9 millions 600,000 kilog. de tabac indigène, coûtant, frais compris, 6 millions 663,000 fr., ou 69 fr. 41 c. les 100 kilog., la régie s'approvisionne annuellement avec 4 millions de tabacs d'Europe coûtant 3 millions 300,000 fr., ou 82 fr. 51 cent. les 100 kil. ; 9 millions 400,000 kil, de tabacs d'Amérique en feuilles, coûtant 10 millions 600,000 fr., ou 112fr. 49 cent. les 100 kilog. ; 144,000 kilog de cigares de la Havane, coûtant 3 millions 140,000 fr., ou 2,186 fr. 33 cent, les 100 kilogrammes.

1 *Moniteur Universel,* 1er avril 1843.

Ces achats se font habituellement par adjudication, mais quelquefois aussi directement par l'intermédiaire des consuls. Le mode d'adjudication est préférable, parce que la régie ne court pas le risque de perdre ou partie ou totalité des livraisons par accidents. Les achats de tabacs d'Amérique se font d'une manière de plus en plus avantageuse pour le trésor. Les 100 kil. ont été payés :

	1840	1841	1842
Virginie	128 fr. 03 c.	115 fr. 74 c.	99 fr. 12 c.
Maryland	127 fr. 97 c.	114 fr. 49 c.	101 fr. 41 c.
Kentycky	117 fr. 82 c.	104 fr. 00 c.	83 fr. 27 c.

Ainsi il y a eu, en 1842, économie pour le trésor de 1,296,000 fr. sur 1840. Il est vrai d'ajouter que la qualité descend d'une manière sensible, quoi qu'en dise l'administration.

En joignant aux achats de tabac environ 150,000 kilog. de tabacs fabriqués de divers crus, de tabacs saisis, etc., on trouve que l'approvisionnement total annuel de la régie s'élève à 23 millions 300,000 kilog. coûtant 23 millions 900,000 fr., ou 102 fr. 50 cent. les 100 kil. Les tabacs indigènes forment les 41 centièmes de cet approvisionnement, et ne coûtent cependant que les 27 centièmes du prix de revient total. La régie possède d'ailleurs, outre cette quantité qu'elle reçoit durant l'année, 35 millions de kilog. de tabacs soit en feuilles, soit en cours de fabrication, soit fabriqués, portés pour une valeur de 43 millions 400,000 fr. Enfin la régie, possède, tant en bâtiments qu'en ustensiles, machines, mobilier et fournitures, environ 12 millions de francs.

Ainsi, en ajoutant aux tabacs achetés la quantité de tabacs possédés au commencement de l'année, la régie doit ordonner ses divers travaux et ses dépenses sur 58 millions de kilog. de tabac, ayant une valeur de 68 millions de fr. environ, et ses magasins et ses ateliers ne valent pas moins 12 millions.

Voyons quels travaux seront exécutés sur cette matière première, voyons quelles dépenses sont nécessaires, et tâchons de calculer le prix de la main-d'œuvre.

D'abord pour expertiser, recevoir, emmagasiner les tabacs

achetés, pour les conserver dans les vingt magasins de l'état, pour emballer et expédier aux manufactures les tabacs dont elles ont besoin, il faut, tant en traitements qu'en frais de loyer et de main-d'œuvre, plus de 820,000 fr.., ce qui fait en frais pour les matières premières 4 fr. 9 cent. pour 100 kil., somme que l'on devra ajouter au prix d'achat des feuilles pour avoir le prix de revient exact. La régie ne livre aux travaux des dix manufactures où se fabriquent tous ses tabacs que 38 millions de kilog. Les frais de fabrication s'élèvent en traitements à 465,000 fr., et en frais de main-d'œuvre et fournitures à 3 millions 383,000 fr., ce qui fait en totalité 3 millions 849,000 fr. ; d'où il résulte que le taux moyen de fabrication est de 23 fr. 82 cent. par 100kilog.

Les dix manufactures de la régie sont situées à Paris, Lille, le Havre, Morlaix, Bordeaux, Tonneins, Toulouse, Lyon, Strasbourg et Marseille. Elles occupent environ cinq mille ouvriers. Chaque manufacture est dirigée par un régisseur chargé de la responsabilité générale de tous les travaux qui sont exécutés ; un inspecteur préside particulièrement la fabrication, et un contrôleur exerce une surveillance active sur toutes les opérations, sans aucun pouvoir exécutif. Ces trois employés forment le conseil supérieur de la manufacture, qui prend toutes les mesures nécessaires au besoin du service. Un sous-inspecteur est adjoint à l'inspecteur dans les principales manufactures. Un directeur-général et quatre sous-directeurs, dont deux remplissent les fonctions d'inspecteurs spéciaux et ont pour adjoints deux sous-directeurs spéciaux, dirigent le service général et forment le conseil supérieur des tabacs chargé de prendre toutes les décisions relatives à la culture, aux achats et la fabrication. Le service de la fabrication se trouve ainsi composé de soixante employés, qui, depuis 1831, se recrutent parmi les élèves de l'École Polytechnique, à moins que quelque protégé, fils ou parent d'un député ou d'un employé du ministère des finances, ne parvienne à se placer dans le service à l'aide d'un examen plus ou moins sérieux sur les mathématiques, la chimie et la physique. Cet état actuel de l'administration des tabacs n'a pas été constitué sans quelques variations. D'abord elle faisait partie de l'administration des contributions indirectes ; elle en a été séparée en 1831 et placée sous la direction d'un chef spécial qui vient d'être entouré du conseil-supérieur dont nous avons parlé. Puis est arrivée une organisation de bureaux en trois grandes divisions : personnel, achats et fabrications, comptabilité. C'est ainsi que s'est étendue une administration qui ne formait autrefois que la moitié d'une des quatre divisions de l'administration des contributions indirectes.

Sur les dix manufactures, il y en a neuf qui fabriquent les tabacs ordinaires à priser et à fumer du prix de 7 fr. le kilog., et les tabacs supérieurs à fumer du prix de 11. fr. 10 cent. A Marseille, on ne fabrique que des cigares, soit à cause du peu d'étendue des bâtiments, soit parce que ce genre de fabrication avait pris dans cette ville, avant le monopole, un assez grand développement qu'on lui a laissé depuis. A Paris seulement, on fabrique du tabac à priser supérieur du prix de 11 fr. 10 cent. Morlaix et Tonneins fabriquent spécialement des tabacs en carotte. Enfin les manufactures de Lille et de Strasbourg produisent des tabacs à priser et à fumer d'un prix inférieur, tabacs auxquels on a donné le nom de tabacs de cantine. Ces tabacs à prix réduits ont pour objet de diminuer l'introduction frauduleuse des tabacs étrangers sur la frontière, en diminuant les avantages que les fraudeurs peuvent retirer le la contrebande.

Les manufactures expédient ensemble plus de 16 millions de kilog., quantité supérieure à celle qui est annuellement consommée, de telle sorte que la fabrication ne pourrait être surprise par quelque accident et mise en défaut. Pour fabriquer les 16 millions que les manufactures expédient, il y a dans ces manufactures 11 millions 500,000 kilog. de feuilles, et 17 millions 800,000 kilog. de matières en cours de fabrication. Cette dernière quantité de tabac, supérieure à la quantité expédiée dans l'année, doit être prête à être livrée l'année suivante, et subvenir à l'accroissement qui se manifestera dans la consommation. C'est ainsi que, par de sages calculs, la régie sans s'encombrer d'avances qui causeraient des pertes nécessaires, arrive néanmoins à être toujours en mesure de fournir aux demandes des consommateurs.

Les diverses manufactures ne peuvent expédier des tabacs ordinaires du prix de 7 fr. que dans les départements qui les avoisinent, afin que chaque manufacture ait toujours un approvisionnement certain à desservir. Sans cette sage précaution, il arriverait que des préjugés sans consistance, car l'administration s'attache à maintenir partout le même genre et la même perfection de fabrication, amèneraient l'écoulement de tous les produits de telle ou telle manufacture, et laisseraient encombrée telle ou telle autre. Le tableau suivant fera connaître l'importance relative des diverses manufactures. Il fait voir que les manufactures de Paris et de Lille fabriquent environ la moitié des tabacs expédiés, et sont les plus importantes. On remarquera que la Corse ne figure pas parmi les départements, parce que le monopole n'y est pas encore appliqué.

Manufactures de Paris (Aube, Cher, Côte-d'Or, Eure-et-Loir, Indre, Indre-et-Loir, Loir-et-Cher, Loiret, Haute-Marne, Maine-et-Loire, Nièvre, Orne, Sarthe, Seine, Seine-et-Marne, Seine-et-Oise, Yonne. – En tout 17 départements, dont la population est de 6,504,018 âmes) : 3,758,813 kil. de tabac expédié, en outre 94,428 cigares de la Havane.

Manufacture de Strabourg (Doubs, Meurthe, Meuse, Moselle, Bas-Rhin, Haut-Rhin, Haute-Saône, Vosges. – 8 départements, 3,148,801 âmes) : 1,988,178 kil. de tabac expédié.

Manufacture de Lille (Aisne, Ardenne, Marne, Nord, Oise, Pas-de-Calais, Somme. – 7 départements, 3,821,619 âmes) : 3,572,439 kil. de tabac expédié.

Manufacture du Havre (Calvados, Eure, Manche, Mayenne, Seine-Inférieur. – 5 départements, 2,603,209 âmes) : 1,035,848 kil. de tabac expédié.

Manufacture de Morlaix (Côtes-du-Nord, Finistère, Ille-et-Vilaine, Loire-Inférieure, Morbihan. – 5 départements, 2,620,278 âmes) : 1,553,304 kil. de tabac expédié.

Manufacture de Bordeaux (Charente, Charente-Inférieure, Gironde, Landes, Basses-Pyrénées, Deux-Sèvre, Vendée. – 7 départements, 2,624,731 âmes) : 816,903 kil. de tabac expédié.

Manufacture de Tonneins (Dordogne, Gers, Lot-et-Garonne, Hautes-Pyrénées, Vienne, Haute-Vienne. – 6 départements, 1,971,967 âmes) : 593,307 kil. de tabac expédié.

Manufacture de Toulouse (Ariège, Aude, Aveyron, Cantal, Corrèze, Creuse, Haute-Garonne, Hérault, Lot, Lozère, Pyrénées-Orientales, Tarn, Tarn-et-Garonne. 13 départements, 3,787,691 âmes) : 720,470 kil. de tabac expédié.

Manufacture de Lyon, Marseille, où on ne fabrique que des cigares (Hautes-Alpes, Basses-Alpes, Ain, Ardèche, Allier, Bouches-du-Rhône, Drôme, Gard, Isère, Jura, Loire, Haute-Loire, Puy-de-Dôme, Rhône, Saône-et-Loire, Var, Vaucluse. – 17 départements, 6,109,915 âmes) : 2,165,078 kil. de tabac expédié.

TOTAL : 15,387,482 kilos de tabac expédié.

Nous avons déjà dit que les frais de fabrication étaient, en moyenne, de 23 fr. 82 cent ; mais ce ne sont pas, avec ceux de magasin, les seuls dont il faut tenir compte. Il y a aussi des frais de transport, soit pour amener les feuilles des magasins aux manufactures, soit pour expédier les tabacs fabriqués des manufactures aux entrepôts. Les transports ont été adjugés publiquement à une compagnie qui s'est chargée de les effectuer par terre moyennant le prix de 2 centimes 75 centièmes par quintal métrique et par kilom., et par eau moyennant le prix de 1 cent. 45 centièmes. La dépense totale des transports s'élève ainsi à 1 million 877,000 fr., le taux moyen étant de 5 fr 31 cent. par quintal pour les tabacs en feuilles transportés des magasins aux manufactures, et de 3 fr. 97 cent. seulement pour les tabacs fabriqués transportés des manufactures dans les entrepôts, ce qui fait une somme de 9 fr. 28 cent. par 100 kilog.

Les tabacs fabriqués se répartissent entre 357 entrepôts. Dès qu'ils sont arrivés à cette destination, les tabacs passent à la charge de l'administration des contributions indirectes. Cependant, avant d'être livrés aux débitants, ils augmentent encore de valeur, tant à cause des remises des entreposeurs que par suite des loyers et frais de magasin, et aussi à cause des traitements du personnel employé spécialement à la répression de la fraude. On remet aux entreposeurs 0,70 cent, pour 100, ce qui a fait, en 1841, 685,642 francs 86 cent. ; ainsi la remise moyenne a été par entreposeur de 1,920 fr. 57 cent. Les traitements des employés de la répression de la fraude s'élèvent à 401,443 fr. 17 cent.

L'ensemble de tous ces frais, imputés sur le budget de l'administration des contributions indirectes, monte à 1 million 180,000 fr., ce qui fait 6 francs 22 cent. pour 100 kil, de tabacs propres à la vente.

En tenant compte de tous les frais que coûtent à l'état l'achat, le transport, la fabrication et la conservation des tabacs, on obtient une dépense de 31 millions environ, et la valeur réelle de 100 kilog. de tabacs fabriqués est de 146 fr. C'est cette valeur que nous supposerons au tabac dans le chapitre suivant, pour calculer le bénéfice réel de la régie.

Tel est l'ensemble de l'administration des tabacs. Descendrons-nous dans quelques détails de fabrication ? Dirons-nous comment fabriquent telles ou telles espèces de tabacs ? Quelques mots suffiront pour faire comprendre ce travail. Les matières manufacturées peuvent se diviser en deux grandes classes, tabacs à priser, tabacs à fumer. C'est surtout dans la fabrication des premiers que la régie excelle. Les feuilles de tabac destinées à cette fabrication, après qu'on les a triées, puis mouillées avec une dissolution de sel marin pour empêcher la putréfaction, sont dépouillées d'une partie de leurs côtes, puis hachées, et mises en de grandes masses où elles restent plusieurs mois à fermenter. Cette fermentation ne réussit bien que quand la masse de tabac est considérable et s'élève de 40 à 50,000 kilog. environ. La température de la masse s'élève jusqu'à 70 degrés centigrades, et elle s'élèverait plus haut encore, carboniserait complètement le tabac, si on n'y prenait garde. Le tabac est ensuite réduit en poudre par des moulins, et soumis de nouveau à une fermentation qui développe son arome. Il ne faut pas moins de seize mois pour que la poudre soit enfin livrée aux consommateurs. Lorsqu'on n'a pas de très grandes quantités de tabac, il est impossible d'obtenir toujours un bon produit car il arrive souvent qu'une masse en fermentation ne réussit pas, prend un mauvais goût ou se charbonne. Ce n'est pas un grand inconvénient quand on peut mélanger la masse manquée à une très grande quantité de tabac, mais il peut en résulter des pertes considérables lorsqu'on ne peut avoir recours à ce moyen.

Quant à la fabrication du tabac à fumer, elle est guidée par des principes tout contraires ; il faut que l'on évite la fermentation, et cela est souvent difficile quand on opère sur de grandes masses. On choisit les feuilles légères ; on les mouille, pour pouvoir les travailler, avec une dissolution de sel marin ; mais, aussitôt qu'elles sont hachées, on chasse l'eau en excès dont elles sont chargées par une chaleur de cent degrés qu'on leur applique brusquement, et on les étend ensuite sur des séchoirs. Malgré toutes les précautions qu'on peut prendre, cette espèce de tabac ne peut recevoir tous les soins que lui donnerait une petite fabrique, et c'est ce qui explique l'infériorité de sa qualité en France.

On ne fabrique en France que les cigares à 5 et 10 centimes ; les autres cigares sont tirés de la Havane, dont les feuilles conviennent surtout à cette fabrication. On a essayé ces deux dernières années de faire venir des cigares de Manille et quelques autres espèces de cigares supérieurs. On ne sait pas encore si ce sera avantageux pour la régie, car peu de personnes en France peuvent payer 40 et 50 cent. un cigare. Cette consommation de luxe sera donc toujours de très peu d'importance, quoique la régie veuille se mettre en mesure, par un approvisionnement plus considérable, de pouvoir satisfaire à tous les demandes qui lui seront faites. Elle livrera les cigares de luxe a meilleur marché que la contrebande qui, jusqu'à ce jour, avait satisfait à cette consommation particulière.

Il y a encore une branche de produits, celle des cigarettes, que la régie commence à vouloir exploiter, et qui promet une augmentation de revenus assez considérables, puisqu'avec un kilogramme de scafalati de 12 f., en tabac du Levant ou du Maryland, on peut faire 750 cigarettes, lesquelles, vendues à 5 cent. la pièce, donnent un produit de 37 fr. 50 cent., et, par conséquent, un bénéfice de plus du double de la valeur fictive de la matière première. La régie n'est arrêtée que par la recherche du moyen d'empêcher la contrebande Je ne sais pourquoi elle s'est imaginé qu'il fallait pour, cela fabriquer du papier en tabac au moyen des côtes de tabac, qu'on incinère aujourd'hui. Il est probable qu'on ne parviendra pas à donner à ce papier la flexibilité nécessaire indispensable pour confectionner les cigarettes. Est-ce qu'un timbre sec ne suffirait pas pour empêcher toute fraude et garantir les droits du trésor ? Dans tous les cas, on ne pourra pas empêcher les fumeurs de fabriquer eux-mêmes leurs cigarettes et de garder le bénéfice qu'ils procureraient à la régie en achetant celles qu'elle vendra si cher.

C'est dans nos manufactures qu'on fabrique avec des feuilles de choix le tabac à mâcher, soit ordinaire à 8 fr., soit étranger en feuilles de Virginie seulement à 11 fr. ; cette consommation est aussi très accessoire.

VI. VENTE DES TABACS

La vente des tabacs est actuellement confiée à 29,000 débitants spéciaux, soumis à un cautionnement fixé en raison de la population, et s'élevant du minimum de 50 fr. dans les petites localités, au maximum de 1,500 fr. à Paris. Il leur est fait une remise totale de 15 millions, de telle sorte que chaque débitant fait un bénéfice moyen de 480 fr. La garantie certaine de la bonne foi mise dans la vente des tabacs fabriqués par l'état repose tout entière sur le mode qui consiste à en charger des agents commissionnés et révocables. Il faut en effet que les débitants vendent tous au même prix une marchandise qui ait partout la même qualité ; il faut qu'on puisse s'assurer que le tabac, substance qui se détériore au simple contact de l'air, soit toujours dans un bon état de conservation, reste pur de tout ingrédient étranger, comme argile ou chicorée, matières que la fraude y mêle souvent, et ne soit pas humecté ; il faut aussi empêcher que les débitants puissent vendre du tabac de contrebande C'est en vain que l'on chercherait à obtenir la réalisation de ces conditions préservatrices des droits des consommateurs et des droits du trésor, si l'on accordait le droit de vendre du tabac à quiconque présenterait certaine conditions de solvabilité et de bonne foi et paierait une licence, car la fraude présenterait trop d'avantages pour qu'on ne fût pas encouragé à lutter contre une pénalité peu rigoureuse, quand on considère surtout qu'on ne saurait plus aujourd'hui employer ces barbares moyens de répression d'autrefois, qui ne parvenaient cependant pas à arrêter la contrebande. C'est à peine si l'on pourrait soumettre les débitants libres aux visites des agents du contrôle ; bientôt ces visites passeraient pour vexatoires et inquisitoriales deviendraient odieuses, et, en supposant qu'elles pussent amener la constatation du délit de fraude, les magistrats ne sauraient appliquer une peine bien grave au marchand coupable d'avoir ajouté quelques grammes d'eau une substance aussi peu nécessaire que le tabac. La régie, au contraire, pouvant révoquer ses agents en cas d'infidélité ou d'infraction aux règlements et leur ôter ainsi leurs moyens d'existence, exercera une surveillance tout-à-fait efficace. Les bureaux de tabac, à mesure de vacances, sont généralement donnés à des veuves de militaires sans fortune, à de vieux employés inférieurs privés de ressources, sans que le titulaire précédent ait aucune influence sur la transmission de sa charge. A Paris seulement, tout débitant qui veut cesser de l'être peut se démettre en faveur d'un acquéreur, pourvu que celui-ci apporte deux démissions. Cette faculté est tolérée parce qu'en général la vente du tabac ne peut être à Paris qu'un accessoire à un autre commerce, à cause du prix élevé de location des boutiques et des frais considérables que nécessite l'établissement. A chaque mutation le gouvernement peut néanmoins disposer d'un bureau en faveur d'une personne qui a des titres à sa bienveillance. Sans approuver les trafics électoraux que l'on a pu faire des bureaux de tabac et des bureaux de poste, on doit avouer que c'est un moyen de récompense placé très justement entre les mains du pouvoir.

Nous avons déjà donné, par le dernier tableau, une idée de la consommation du tabac dans les différentes parties de la France, en faisant voir quelle est cette consommation dans les circonscriptions des diverses manufactures. Il ne nous reste, pour compléter les renseignements qu'on peut désirer sur cette question, qu'à parler de la consommation individuelle et à donner quelques détails, que l'on sera peut-être curieux de connaître, sur les bénéfices que fait la régie.

La France consomme actuellement 6 millions 400,000 kilog. de tabac en poudre, et 9 millions 600,000 kilog. de tabac à fumer, en tout 16 millions ; ce qui fait par individu 190 grammes de tabac à priser, et 287 grammes de tabac à fumer, en tout 477 grammes. Mais cette consommation individuelle varie considérablement d'un département à un autre. Les départements où elle est la plus grande sont les suivants :

CONSOMMATION DE TABAC.

	En poudre	A fumer	Toute espèce
Nord	130 gr.	1,666 gr.	1,796 gr.
Pas-de-Calais	168	1,398	1,566
Haut-Rhin	269	909	1,178.
Seine	551	644	1,195

	En poudre	A fumer	Toute espèce
Bouches-du-Rhône	300.	733	1,033

Les départements où elle est la plus faible sont :

	En poudre	A fumer	Toute espèce
Lozère	106 gr.	38 gr.	144 gr
Haute-Loire	70	72	151
Charente	126	35	161
Tarn	128	35	163
Lot	143	28	171
Gers	126	43	167
Ariège	127	47	174

Il résulte de ce rapprochement ce fait très remarquable que, dans les départements où la consommation individuelle est la plus forte, la consommation du tabac à fumer l'emporte de beaucoup sur celle du tabac à priser, tandis que précisément le contraire se présente dans les départements où la consommation individuelle est la plus faible. C'est que l'usage du tabac à priser est celui que l'on prend le plus facilement, et doit par conséquent dominer dans les contrées où la passion du tabac n'a pas encore pénétré. Lorsqu'au contraire on a vaincu le premier effort que demande l'usage de la pipe, le goût du tabac à fumer ne tarde pas à devenir dominant. D'autre part, l'usage du tabac à priser est en quelque sorte le privilège de la vieillesse, et dès-lors cet usage prend très peu d'extension. L'usage du tabac à fumer, adopté par la jeunesse et l'âge mûr, se répand beaucoup plus et s'accroît surtout dans les départements industriels où se trouvent réunis un grand nombre d'hommes voués aux travaux des manufactures. C'est à peine si, dans ces huit dernières années, la consommation du tabac à priser s'est accrue de 600,000 kilog., tandis que celle du tabac à fumer s'est accrue de près de 3 millions de kilogrammes.

C'est pour 94 millions 68,050 francs que la quantité de tabac consommée en 1840, pour 97 millions 948,984fr. que la quantité consommée en 1841, et 100 millions 714,000 fr. que la quantité consommée en 1842 ont été vendues aux débitants. Ceux-ci les ont vendues aux consommateurs moyennant 108 millions, 108,600,000 et 109 millions de francs, en faisant un bénéfice de 14 millions, de 14 millions 600,000fr., et 15 millions. En défalquant du prix de vente la valeur réelle de la quantité de tabac consommée, on trouve que le monopole revient aux consommateurs à environ 90 millions. Ainsi les consommateurs paient 6 fr. 26 cent. ce qui ne coûte qu'un franc à l'état considéré comme fabricant. Sur ces 6 fr. 26 cent., il y a 1 fr. pour frais d'achat et d'exploitation, etc., 79 cent. pour le débitant, et 4 fr. 47 cent. pour le trésor. La régie fait donc un bénéfice moyen de 447 fr. pour cent.

On conçoit que la valeur fictive si élevée que l'impôt donne au tabac a dû être un appât bien puissant pour l'introduction en fraude du tabac fabriqué à l'étranger. Quelque sévère qu'eût été la répression de la fraude, il n'est pas douteux que la chance d'un bénéfice de plus de 400 pour 100 aurait donné lieu à d'énormes importations, si la régie n'avait diminué sur nos frontières la différence qui existe entre la valeur réelle et la valeur fictive des tabacs. Elle fait donc vendre dans ces contrées des tabacs de moindre qualité à prix réduits, dits tabacs de cantine. Elle diminue ainsi l'appât offert aux contrebandiers, qui ne laissent pas, du reste, que d'exercer leur industrie malgré cette précaution. Sur les bords du Rhin s'élèvent un grand nombre de fabriques dont tous les produits sont consommés en France. Quant aux tabacs que l'on veut importer en se soumettant à l'impôt, ils sont en très petite quantité à cause des énormes droits auxquels on les assujettit ; on n'importe guère que quelques milliers de cigares de la Havane, qui paient annuellement 90,000 fr. de droit d'entrée.

Néanmoins ce n'est pas sur les frontières seulement que se fait la contrebande du tabac. Les tabacs de cantine sont à des prix qui vont en croissant à mesure que l'on pénètre dans l'intérieur de la France. Ces prix s'élèvent successivement de 1 fr.. 50 c. à 2 fr. 15 c., 2 fr. 55 c., 3 fr. 40 c. et 5 fr. 55 c. ; mais, comme il existe encore une différence notable entre les prix des tabacs de cantine de diverses zones, il se fait une contrebande très active qui a pour objet de transporter ces tabacs d'une ligne à une autre. Cela fait, un changement de vignettes suffit pour donner au nouveau paquet de tabac une valeur bien supérieure à celle qu'il avait d'abord. Cette contrebande est organisée en grand ; ce sont des troupes d'enfants ou des hommes à cheval qui font passer ces tabacs. Comme les lignes sont assez rapprochées pour qu'on puisse souvent les franchir toutes en une nuit, il en résulte que le bénéfice est assez considérable pour couvrir les frais de ce commerce frauduleux. Pour y mettre un frein, on ne permet pas aux débitants de tabac de nos départements limitrophes une provision de plus de 3 kilogrammes de chaque espèce de tabac. En outre, un service de surveillance spéciale, composé de deux cent sept employés, qu'aident d'ailleurs la gendarmerie et les employés des douanes, est chargé de la répression de la fraude dans les départements traversés par les lignes. Les lignes s'étendent à travers les départements suivants : Nord ; Pas-de-Calais, Moselle, Bas-Rhin, Haut-Rhin, Ardennes, Doubs, Aisne, Mense, Meurthe, Vosges, Haute-Saône, Jura, Somme et Ain. On ne peut dire si l'infiltration des tabacs de cantine s'étend beaucoup au-delà de ces départements ; dans tous les cas, cette infiltration remplace celle des tabacs étrangers, qui ne se fait plus que sur l'extrême frontière, et c'est un grand avantage. Du reste, la vente des tabacs de cantine est fort considérable, car elle s'élève à près de 5 millions de kilog., sur lesquels il y a plus de 4 millions de kilog. de tabac à fumer.

Je ne sais si cette vente augmente le chiffre de la consommation individuelle, car, dans les départements où elle est permise, ce chiffre varie de 254 gr. a 1776. Elle doit toutefois augmenter assez fortement la consommation dans le Nord et le Pas-de-Calais. Il est bien entendu qu'il ne s'agit que de la consommation des tabacs de régie, car on n'a aucune donnée sur celle des tabacs de contrebande. Dans tous les cas, la fraude n'a réellement pas une grande importance ; elle se réduit à celle que nous venons de signaler, et à la plantation non autorisée de quelques pieds de tabac. Quant à des fabricants clandestins, il est probable qu'il n'en existe point.

Voici quels sont les prix des différents tabacs livrés à la consommation par la régie. Elle fabrique trois espèces de tabacs, le tabac dit étranger, composé entièrement avec des feuilles exotiques ; le tabac ordinaire, composé de feuilles exotiques et de feuilles indigènes dans des proportions variables pour les diverses espèces de tabac, mais au plus de quatre cinquièmes de feuilles indigènes ; le tabac de cantine, composé de feuilles indigènes soit marchandes, soit non marchandes, et de côtes et de débris.

TABACS ETRANGERS

	Prix de revient du kil.	Prix de vente au débitant	Prix de vente au consommateur	Bénéfice de la régie par kil.
Tabac à priser	2 fr 09 c	11 fr 10 c	12 fr	9 fr 01 c.
Tabac à fumer	2 fr. 47 c.	11 fr 10 c	12 fr	8 fr 62 c
Rôles à mâcher	2 fr 63 c	9 fr 80 c	11 fr	7 fr 17 c
Carottes à râper	2 fr 03 c	9 fr 50 c	10 fr	7 fr 47 c
Cigares à 10 c.	7 fr 42 c	22 fr	25 fr	14fr 58
Cigares à 5 c.	3 fr 45	11 fr	12 fr 50 c	7 fr 55

TABACS ORDINAIRES

Tabac à priser	1 fr 44	7 fr	8 fr	5 fr 56 c
Tabac à fumer	1 fr 44 c	7 fr	8 fr	5 fr 02
Rôles à mâcher	1 fr 92	7 fr	8 fr	5 fr 08 c
Carottes à râper	1 fr 93	7 fr	8 fr	5 fr 07 c

TABACS DE CANTINE

Tabac à priser	1 fr 36 c	5 fr 55	6 fr 50	4 fr 26
Tabac à priser	1 fr 06 c	3 fr 40	4 fr	2 fr 34
Tabac à priser	0 fr 95	2 fr 55	3 fr	1 fr 60
Tabac à priser	0 fr 90	2 fr 15	2 fr 50	1 fr 25
Carottes gros rôles et tabac haché	1 fr 92	5 fr 55	6 fr 50	3 fr 53

Carottes gros rôles et tabac haché	1 fr 69	3 fr 40	4 fr	1 fr 71
Carottes gros rôles et tabac haché	1 fr 45	2 fr 55	3 fr	1 fr 10
Carottes gros rôles et tabac haché	0 fr 95	2 fr 15	2 fr 50	1 fr 10
Carottes gros rôles et tabac haché	0 fr 90	1 fr 70	2 fr	0 fr 80

CIGARES DE LA HAVANE

Cigares à 20 c.	32 fr 47	43 fr 50	50 fr	11 fr 03
Cigares à 15 c.	20 fr 21	32 fr 50	37fr 50	12 fr 30

Le kilog. contenant 250 cigares, on reconnaît que la régie bénéficie de 4 c. et demi sur le cigare à 20 c., et de 5 c. sur le cigare à 15 c.

La régie vend en outre à la marine, aux hospices et aux droguistes, des tabacs fabriqués ou en feuilles, à des prix inférieurs ; mais cette vente est fort peu considérable.

Il résulte de ces détails que les bénéfices que fait la régie sur les différentes espèces de tabac sont excessivement variés. Nous avons déjà dit que le bénéfice moyen s'élève à 447 fr. pour 100.

Le bénéfice réel que fait la régie se compose toujours de l'excédent de ses recettes sur ses dépenses, plus de l'augmentation qui survient dans son capital. Ce capital, qui ne s'élevait dans l'origine qu'à 25 millions 568,400 fr., s'élève actuellement à 64 millions 860,000 fr. Le bénéfice réel a subi une augmentation proportionnée, surtout depuis 1830. Voici, du reste, comment il a varié depuis l'établissement du monopole : (à partir des 6 derniers mois de 1811)

1811	93,355,842.	1827	46,385,633
1812	93,355,842.	1828	46,375,633
1813	93,355,842.	1829	45,632,490
1814	93,355,842.	1830	46,782,408
1815	32,123,303	1831	45,920,930
1816	33,355,321	1832	47,751,597

1817	39,182,994	1833	49,230,280
1818	41,705,861	1834	50,843,714
1819	41,412,893	1835	51,700,181
1820	42,219,604	1836	55,629,540
1821	41,950,997	1837	59,008,112
1822	41,584,489	1838	61,682,425
1823	43,129,723	1839	66,001,841
1824	44,030,453	1840	70,111,157
1825	44,993,057	1841	72,000,000
1826	45,728,983	1842	74,000,000

Ce qui fait un revenu total de 1 milliard 469 millions 754,000 fr. Qu'on compare ce revenu à celui que produisait l'impôt sur le tabac pendant la période de onze années qui a été marquée par tous les essais infructueux qui ont amené cette mesure si favorable au trésor.

An VII	3,109,313	An XIV	16,392,109
An VIII	3,509,397	1807	14,519,367
An IX	3,734,124	1808	13,299,082
An X	4,868,319	1809	13,735,888
An XI	4,026,010	1810 et 6 derniers mois de 1811	23,128,471
An XII	8,971,748		
An XIII	12,100,561		

Total, 121 millions 894,388 fr., c'est-à-dire beaucoup moins que le produit de deux années actuellement, et à peine le produit de quatre années à l'origine du monopole. Ces chiffres démontrent au-delà de toute évidence l'efficacité de ce régime, qui a fait entrer dans les coffres de l'état 1,470 millions de francs en trente-deux ans, en livrant à la consommation 406 millions de kilogrammes de tabac, ayant seulement une valeur réelle de 585 millions de francs.

VII. — APERÇU D'UNE ORGANISATION DU TRAVAIL

En résumé, l'administration des tabacs ne retire du monopole un revenu si considérable qu'au moyen de l'exclusion complète des tabacs provenant des fabriques étrangères, de l'absence de la concurrence pour l'achat des tabacs indigènes, et des adjudications pour l'achat des tabacs exotiques. Son approvisionnement est régularisé de manière à subvenir à toute augmentation dans la consommation, mais aussi de manière à éviter l'encombrement. La fabrication se fait au meilleur marché possible, mais sans frustrer l'ouvrier d'un juste salaire ; l'homme de peine trouve dans les manufactures de l'état le même salaire que dans tous les travaux des marchés des villes ; l'ouvrier fabricant a un salaire qui lui permet partout de faire vivre sa famille, à laquelle d'ailleurs le travail de la manufacture ne manque jamais. Le débitant fait sur le tabac qu'il vend un bénéfice raisonnable, et la concurrence des débitants est impossible, car le consommateur peut trouver chez tous au même prix le même produit, qu'ils ne peuvent altérer, sans encourir la suppression de leur commerce. Enfin la régie, se pliant aux exigences de la ruse, offre ses produits à bon marché là où l'étranger pourrait lui faire une concurrence sérieuse, et augmente graduellement ses prix à mesure que cette concurrence trouve des embarras plus grands à s'établir. Ce n'est pas l'armée de douaniers qui couvre nos frontières, ce n'est pas le service spécial qui est chargé de la répression de la fraude, ce ne sont pas toutes les mesures violentes qu'on a pu imaginer, qui ont empêché la contrebande : la contrebande n'a été supprimée en partie qu'en vertu de l'annulation de l'intérêt que le fraudeur avait à s'exposer à des dangers qu'il présume toujours pouvoir éviter. Ne sait-on pas que, dans les idées de la population industrielle, frustrer l'état de l'impôt exigé, ce n'est pas voler, et que la qualification de contrebandier ne fait peser aucune infamie sur l'homme dont la vie est une lutte continuelle contre la douane et le fisc ? Sans toutes les sages mesures qu'a prises la régie, son revenu n'aurait jamais atteint le chiffre énorme auquel il est arrivé.

Que d'autre part on considère l'état de souffrance de toutes nos industries, qu'on remonte à la source du mal, et on verra partout la concurrence illimitée engendrer l'encombrement des produits, cet encombrement amener le rabais des prix de ces produits, et partant aussi la diminution presque sans limite du salaire de l'ouvrier. Les produits deviennent moins chers de quelques centimes, mais l'ouvrier producteur ne reçoit plus qu'un franc pour un travail opiniâtre de douze heures par jour. Il se prive, il prive sa famille du nécessaire ; il ne se vêt que de toile grossière, lui qui fabrique les draps les plus beaux ; il couche sur la paille, il n'achète pas de mobilier, il vend au contraire le petit mobilier qu'il possède. Les produits industriels ne s'écoulent pas, et les fabricants cherchent en vain à échapper à la ruine qui les menace. Que si au contraire chaque industrie se trouvait organisée disciplinairement, de telle sorte qu'un syndicat, dans lequel entreraient par voie d'élection le maître et l'ouvrier, calculât sûrement quelle quantité de produits pourrait être livrée dans l'année à la consommation, répartît entre tous les fabricants l'approvisionnement en prenant pour base de la proportion l'importance de chaque fabrique particulière, fixât les prix auxquels les produits seraient livrés à la vente, de manière que l'ouvrier pût retirer de son travail un juste salaire, comme le fabricant de ses capitaux, de ses soins, de sa responsabilité, un juste bénéfice, indiquât des marchés placés selon les besoins des localités, marchés où les produits de telle ou telle fabrique viendraient s'écouler ; que, si une mesure semblable à celle que nous ne faisons qu'indiquer était adoptée, on remédierait certainement au danger imminent d'une perturbation générale dans les classes industrielles.

Une assemblée générale où seraient appelés indistinctement tous les membres intéressés de telle ou telle branche de l'industrie ne pourrait certes, pas résoudre une telle question, et elle faillirait à la mission qui lui serait confiée. Il y aurait une lutte évidente entre les intérêts avides mis en présence comme pour combattre. Mais un conseil élu par tous les fabricants, maîtres ou ouvriers, et formé d'un certain nombre d'entre eux, un conseil revêtu de la confiance de tous aurait certainement la puissance de se faire entendre. L'ouvrier protégé par ce conseil suprême, auquel il aurait droit de représentation, cesserait de s'agiter convulsivement contre l'ordre établi, et de se constituer le premier ennemi de l'industrie qui le fait vivre et soutient sa famille. Le maître, contenu par la surveillance supérieure du conseil qu'il a nommé, et par la surveillance non moins efficace des ouvriers dont il devrait craindre surtout de blesser les intérêts, alors que la lumière descendrait incessamment sur ses actes, cesserait de s'élancer dans des spéculations ruineuses, sans pourtant résister au progrès. Nous ne voulons pas en effet arrêter les élans de l'industrie, dont nous connaissons toute la puissance. Nous désirons non-seulement la protection, mais encore la récompense de toute invention ; toute invention deviendrait la propriété de tous, après la rémunération pécuniaire et honorifique dûment accordée à l'homme de patience et de travail qui l'enfante avec les peines, les veilles, les sueurs que l'on sait. Le progrès alors n'entraînerait plus, comme aujourd'hui, la ruine du passé, et la récompense de l'inventeur, ne serait plus prélevée sur la misère où la nouvelle invention précipite la vieille routine, dont les services ont cependant été si bienfaisants.

Le conseil spécial de chaque industrie trouverait par lui-même les éléments qui seraient nécessaires pour répartir entre tous les fabricants la somme totale des travaux et des produits demandés à cette industrie. Sa constitution lui donnerait la puissance de remplir cette mission. Ce serait au gouvernement de lui fournir les éléments où il puiserait la connaissance de cette somme totale de produits dont l'écoulement serait probable ; ce serait aussi le gouvernement qui lui indiquerait dans quelles proportions les différents marchés pourraient absorber les produits. Ces éléments seraient facilement rassemblés par une administration centrale instituée auprès du ministère du commerce, et qui aurait en outre pour mission d'assurer l'exécution des règlements conformément aux intérêts de tous, commerçants, industriels, ouvriers, consommateurs.

Mais pourquoi faire intervenir, me dira-t-on, le gouvernement dans chaque industrie ? Que chacun entreprenne tels travaux qu'il lui plaise d'imaginer, que chacun s'agite et trouve en soi-même les éléments de son succès ; que chacun s'enrichisse ou se ruine, qu'importe au gouvernement ? Qu'importe ! oh ! non pas. Un père de famille, après avoir partagé entre ses fils le bien qu'il leur destinait, après avoir placé chacun d'eux à la tête de l'industrie de leur choix, n'a pas le droit de se reposer ; il leur doit encore, il leur donne toujours des conseils sur la conduite qu'ils doivent tenir ; il leur indique, en les mettant sur la route de la vie, et les obstacles qu'ils doivent vaincre, et les pentes qu'ils doivent éviter. Il les suit sur le chemin pour veiller à leurs intérêts, il les accompagne avec la sollicitude inquiète dont vous avez tous conservé tant de reconnaissance. N'a-t-on pas dit mille fois qu'un état forme une grande famille ? Le gouvernement n'en représente-t-il pas le père ? Ne doit-il pas alors veiller sur tous les intérêts des membres de cette famille, c'est-à-dire de toutes les industries ? Quand le mal est consommé, quand la misère est partout, le gouvernement intervient et cherche un remède à la maladie. Le remède est souvent efficace, c'est vrai, mais souvent aussi il est tellement énergique qu'il tue, témoin le projet de la suppression de la sucrerie indigène, qui propose de détruire par une loi une industrie longtemps protégée et encouragée. Faut-il toujours que le mal soit consommé, pour que le gouvernement intervienne ? et sa mission ne serait-elle pas plus belle, s'il prévoyait et empêchait les maux dont il ne cherche maintenant que la réparation ? Ce que nous disons s'applique non-seulement aux intérêts industriels, mais encore aux intérêts agricoles. Est-ce que le Bordelais serait encombré de vins dont les producteurs ne savent que faire, si la production avait été calculée d'après la consommation probable ? Est-ce qu'il n'appartenait pas au gouvernement de prévenir le cultivateur que, s'il continuait à propager la vigne, tandis que la consommation du vin restait stationnaire, il ne saurait recueillir le fruit de ses travaux ? C'est ainsi partout ; une spéculation réussit, produit un revenu assez élevé ; mille imitateurs se lèvent aussitôt et veulent partager ce revenu : Divisé entre tous, le revenu ne satisfait plus les besoins de personne. Si, au lieu de dire constamment à l'industrie : Fabrique, fabrique, le gouvernement intervenait pour prévenir le mal, s'il disait à l'industrie : Ne fabrique que tant, car il ne pourra être consommé que tant ; ne produis que tant, car l'excès de ta production entraînera ta ruine, il ne serait pas réduit à employer des mesures extrêmes qui le mettent dans des embarras d'autant plus cruels, qu'elles en appellent incessamment de plus extrêmes encore, car le plus souvent elles ne remédient point au mal.

On ne peut donc contester l'intervention obligée du gouvernement dans 'industrie particulière. C'est un fait, un fait tardif, il est vrai, qui ne se produit que lorsqu'il n'est plus temps, que lorsqu'il s'agit de réparer un mal presque toujours irréparable. Et quant à la possibilité de l'organisation de conseils destinés à réglementer l'industrie, l'institution des prud'hommes, qui répand partout sa salutaire influence, est là pour la démontrer. Seulement cette institution a encore le même vice radical que nous reprochons à l'intervention du gouvernement dans l'industrie ; elle est destinée à juger les différends qui peuvent se présenter entre les industriels, et non pas à les prévenir. C'est encore un remède au mal déjà fait ; l'intervention se manifeste encore trop tard.

Nous demanderions donc seulement le déplacement de cette intervention. C'est elle seule qui peut arrêter les spéculations effrénées et mettre l'équilibre entre la production et la consommation, en associant, pour ainsi dire, la libre concurrence avec les corporations privilégiées d'autrefois. Les nouvelles corporations élisant le conseil chargé de l'administration générale de chaque industrie n'auront pas d'ailleurs à craindre la surveillance trop gênante du fisc que l'on redoute toujours comme par instinct. Le gouvernement ne doit pas s'immiscer dans les affaires particulières, et les conseils spéciaux de chaque industrie se garderont bien de lui confier les secrets de chacun. Le devoir que le gouvernement a à remplir est surtout un devoir d'admonestation, devoir bien facile avec les immenses ressources que la centralisation a mises entre ses mains. Il doit donner les renseignements propres à éclairer les industriels, pour que ceux-ci ne s'élancent plus aveuglément dans leurs spéculations, et n'agissent qu'après avoir pu peser sagement leurs actes importants. Le devoir d'admonestation, de sage prévision, est imposé à l'état, quelle que soit d'ailleurs l'organisation de l'industrie, lors même qu'on ne changerait rien à l'anarchie où se trouve plongée la classe des travailleurs. Il est du devoir du gouvernement d'indiquer à tous, industriels ou agriculteurs, pauvres ou riches, petits ou grands, artisans ou artistes, car tous paient sa protection, quelle quantité de travail de toute sorte est nécessaire ; il doit poser la limite du superflu. Ce n'est pas à la remorque de l'industrie que doit se tramer le gouvernement d'une nation, comme le chirurgien à la suite d'une armée pour amputer et panser les blessés le jour de la bataille, comme l'infirmier pour enterrer les morts. La place que nos gouvernants devraient ambitionner n'est pas à la queue, mais bien à la tête ; leur rôle n'est pas celui de la réparation, de l'indemnisation ; leur rôle devrait être celui de la direction, de la surveillance, de la protection.

Si vous rejetez l'organisation industrielle que nous proposons, parce qu'elle introduirait des changements trop profonds et trop subits dans la situation actuelle des classes laborieuses, faites au moins pour toute industrie ce que l'administration des tabacs fait avec tant de sagesse. Elle sait combien elle doit fabriquer de kilogrammes de tabac, quelles quantités elle peut vendre dans tels ou tels marchés, et partant quelle doit être l'importance des fabriques exclusivement destinées à les alimenter. Elle sait parfaitement tous les débouchés où ses produits peuvent s'écouler, et tous les lieux où elle peut renouveler son approvisionnement aux prix les plus avantageux. Faites donc que tous les industriels français connaissent aussi tous les débouchés où les marchandises encombrées dans leurs magasins pourront s'écouler. Indiquez-leur non-seulement la consommation intérieure, mais encore la consommation étrangère. Que nos agents consulaires servent à la prospérité nationale en indiquant dans toutes les régions du globe les besoins de chaque peuple. Faites que tous les fabricants sachent ces choses, que l'administration des tabacs connaît si bien, et alors au moins ils ne pourront attribuer qu'à eux seuls les mécomptes qu'ils rencontreront. Sans doute, la rivalité est une puissance qui produit quelquefois de merveilleux effets ; mais que la rivalité dans l'industrie s'attache à doter la France et le monde entier de magnifiques produits, et qu'elle n'ait pas pour unique résultat la ruine des uns comme conséquence de la prospérité des autres. L'industrie française s'épuisera en de vains efforts si, dans ses diverses branches, il n'y a que lutte pécuniaire entre les rivaux. Il faut que chaque industrie forme un faisceau dont toutes les parties se soutiennent.

Toute puissance est faible à moins que d'être unie.

ISBN : 978-1984931443